漢方解憂

透過中醫和疲憊的心說再見

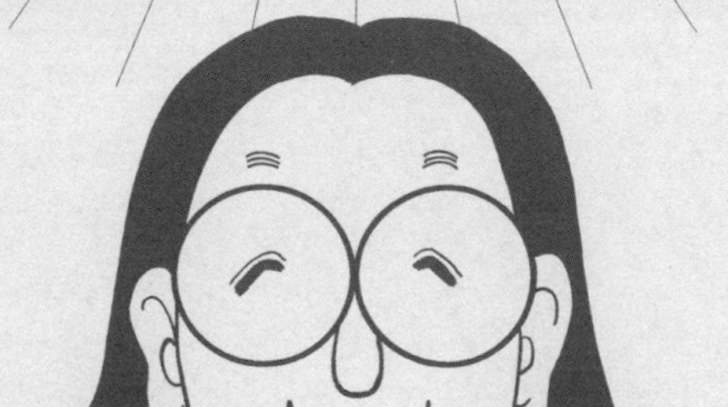

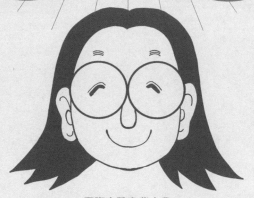

國際中醫專業人員
中醫 YouTuber
長髮四眼仔—著

時報出版

序章

「長髮四眼仔」是何方神聖！？

——來自中醫大本營香港的養生大師閃亮登場！

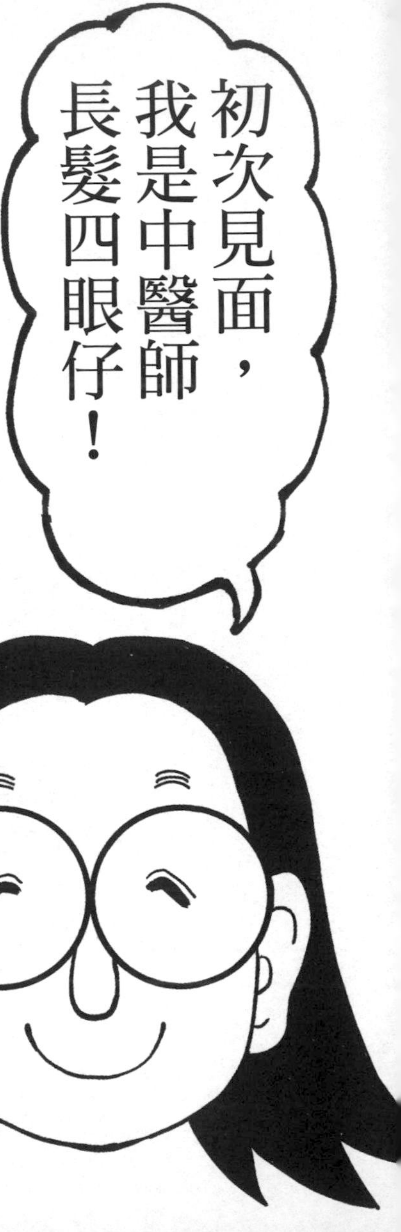

我是來自香港的國際中醫專業人員、國際中醫藥膳管理師以及漢方養生指導士。衷心感謝您拿起本書閱讀。

萬萬沒想到自己竟然會出書，對此我本人比任何人都還要驚訝（笑）。人生還真是難以預料啊！希望各位能讀得開心。

應該有些讀者不認識我，所以容我簡單做個自我介紹。

我現在在 YouTube 和 Twitter 上推廣中醫與中藥的相關知識。

在此之前，就只是個帶著眼鏡的長髮男子。

然而我的工作受到新冠疫情擴散的影響，

多出了很多空閒時間，

出於好玩，我開始用「長髮四眼仔」這個名字在YouTube上推廣知識。

不知不覺就過了好幾年。

此時應該會有許多讀者感到不解：

為什麼是中醫？

還有為什麼不用母語廣東話，而是選擇以日語進行推廣呢？

確實，香港人大多對日本很有好感，
以中文向香港人提供日本相關資訊的話，接受度應該很高。
但是我認為「比起走輕鬆的道路，挑戰險峻的路線才帥氣」，
所以決定用日語推廣中醫！
開玩笑的啦！
其實原因根本沒這麼帥氣！（笑）

只是我來到日本之後，
受到異國飲食文化好壞兩方面的衝擊，
而且發現周遭有許多人明明身心出了狀況，
卻不知道如何改善飲食和挑選食物，
因而遲遲無法恢復健康，這讓我很是焦躁。

其實有很多症狀只要利用一點點的中醫知識，

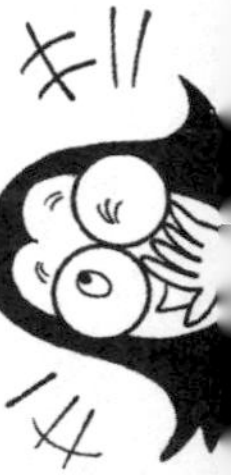

就可以靠自己改善……

對我來說是常識的事情，大多數的人都不了解，
如果把我擁有的知識讓更多人知道的話，
大家應該能變得更健康吧？
這個想法就是我開始推廣中醫的契機。

另一個更大的原因就是，

我是在中醫世家長大的！

我的爺爺以前是中醫師，
表姊妹現在也從事中醫師的工作。

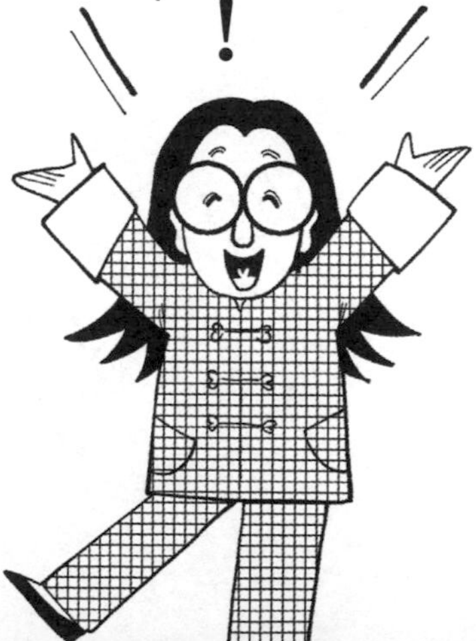

所謂的中醫師，就是徹底理解中醫的基礎知識

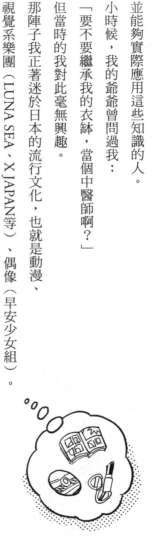

並能夠實際應用這些知識的人。

小時候，我的爺爺曾問過我：

「要不要繼承我的衣缽，當個中醫師啊？」

但當時的我對此毫無興趣。

那陣子我正著迷於日本的流行文化，也就是動漫、

視覺系樂團（LUNA SEA、X JAPAN等）、偶像（早安少女組）。

這使我後來對日本的時尚和美妝產生興趣，

萌生去日本工作的想法，

於是在二十歲時來到了日本。

事情的始末我稍後會再詳細說明，先告訴大家——

我的人生中曾兩度瀕臨死亡!!

而且兩次都是靠中醫救回來的，
因此我覺得自己和中醫既有緣也有恩，
想透過推廣簡單易懂的中醫知識，
稍微回報中醫的恩情。
還有，我的爺爺在數年前以一百零五歲高齡去世，
他在天堂看到我從事和中醫有關的工作，想必會非常開心吧！
接下來將從我兩度被中醫救回一命的故事開始說起，
請大家慢慢閱讀！

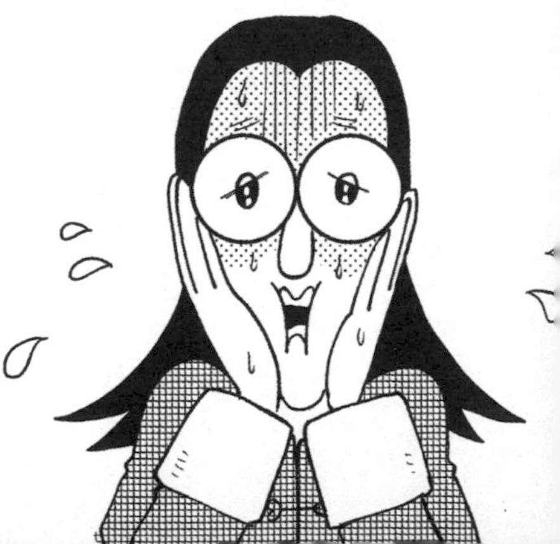

關於我曾兩度被中醫救回一命這件事（前篇）

讓我們把時間倒回二〇一〇年。

當時身高一百七十七公分的我，體重一度掉到了四十七公斤。

為什麼原本體重七十公斤以上、小腹微凸的我，會暴瘦三十公斤呢？

……答案是「過度節食」。

我是因為喜歡日本的視覺系樂團，並為了學習美髮技術而來到日本的。

就讀東京的專門學校時，我發現周遭都是注重打扮、穿著時尚、身材又好的人。

於是突然對於自己微肉的身材感到羞恥，踏上了減肥之路。

但當時的我根本不懂正確的飲食知識……

以為只要控制熱量就能瘦下來，於是悲劇開始了。

我完全不管營養、食材的功效和需要注意的地方，只是一味地把每天攝取的熱量控制在八百大卡以內，這種生活持續了一陣子。

乍聽之下感覺很多，但其實一個哈密瓜麵包加一個飯糰，就差不多有八百大卡了（當然不會每天都吃哈密瓜麵包啦）。

所以當時我幾乎都只吃生菜沙拉、便利商店的御飯糰、沖泡湯品……之類的加工食品或未經加熱的生冷食物過日子。

一開始確實順利瘦下來了。

但是回過神來，我已經變得經常沒有食慾或消化不良。

同時也很容易脹氣，只要吃得比平常稍微多一點，身體就會感到不舒服。

矗立在眼前的「就業」高牆……

時間到了畢業前夕，我開始煩惱就業問題。
有時候一個不注意，就會發現自己整天幾乎什麼都沒吃。
由於沒有食慾，所以都吃擠滿鮮奶油的蛋糕、甜麵包……之類的甜食果腹。
甜食對陷入憂慮與煩惱中的我來說，是唯一的救贖。

有一次，我的下巴附近還長出了大量的痘痘。
那陣子身體已經慢慢出了問題，似乎連別人都看得出我的身體狀況很差。
很多人都擔心地說：
「你太瘦了啦！」

「多吃點有營養的食物吧！」

但是當時我既沒有食慾，又覺得吃了東西肚子會不舒服，所以並沒有採取具體的行動。

那個時候我心情鬱悶，有點厭食的傾向，對任何事情都提不起勁。

甚至曾經有一整個星期都關在家裡，閉門不出。

關於我曾兩度被中醫救回一命這件事（中篇）

我害怕這樣下去真的會死掉，所以決定在就業前回香港老家一趟。

記得當時抵達香港的機場，來接我的父母眼神中充滿擔憂，應該是被我暴瘦的樣子嚇到了吧！

不過，他們並沒有把心中的不安說出口。

只是說了聲：「歡迎回來。」溫暖地迎接我。

我坐上父親的車回家，接著馬上被帶去附近的中醫師看診。

之所以會去找附近的中醫師，是因為我的中醫師爺爺已經退休了。

中醫師首先替我把脈（將食指、中指和無名指放在手腕上感受脈博，是一種中醫的診療法）。

接著，脫口說出一句令人震撼的話。

「你還活著根本就是奇蹟。」

據他所說，我的五臟六腑（中醫對人體內臟和功能的總稱）幾乎都停止活動了……

因此無法排出毒素、氣血不足，又導致體重降低、長痘痘和腹瀉。

我將至今為止的飲食、生活，以及為何會暴瘦至此的來龍去脈全告訴了中醫師。

他聽了之後說：

「導致你身體壞掉的根本原因，是憂鬱和煩惱。
再加上過度節食，便逐漸陷入惡性循環。
如果你沒來給我看診，可能就會陷在這個循環裡不得脫身。」

事情大概是這樣的：

因為不當的減肥導致腸胃衰弱

↓

腸胃衰弱導致精神狀況不穩定

↓

精神狀況不穩定又造成食慾不振、消化不良

……當時的我就是陷入了這樣的負面輪迴。

關於我曾兩度被中醫救回一命這件事（後篇）

之後我暫時留在香港的老家，專心養病。

・兩天看一次中醫
・一天服用兩次中藥（煎藥）
・吃家裡基於中醫食療養生概念做出來的料理
・與相處起來沒有負擔的香港朋友一起外出用餐

如此這般，我在三個月內從四十七公斤恢復到了五十二公斤！

原本糟糕的皮膚狀況獲得好轉，就連精神狀況也穩定了下來。

有了這次經驗，我才發現自己過去視為理所當然的「健康」，都是多虧了我的雙親、爺爺，以及最重要的

中醫的幫助

才得以維持的。

現在回想起來，這是個很好的經驗，不過當時的狀況簡直是死了也不足為奇，所以我現在認為自己活著的每一天都是奇蹟。

爺爺的中藥延續了我幼小的生命

聽說我小時候患有氣喘。

四歲時有一次氣喘發作，嚴重到幾乎無法呼吸。據說當時我已經臉色發紫，就算當下死掉也不足為奇。

我的父親赤腳抱著我衝到醫院。

雖然救回了一命，但是這般嚴重的氣喘隨時都有可能復發。

在這層不安的籠罩之下，聽說在成長時期，身為中醫師的爺爺一直開中藥給我吃，幫助我順利長大成人。

這麼一想，我的人生中曾有兩度瀕死的經驗呢！（笑）

不過兩次都靠著中醫和中藥救回一命，總算是活了下來。

「宣揚中醫」是我的人生使命！

知道了這段故事後，各位也許會覺得：「這個傢伙生在中醫世家，卻不太注重健康啊！」（恥）

不過在二十歲之前，我還住在香港的時候，家人都會為我準備符合節氣的料理、湯品和茶，爺爺還在當中醫師的時候也常常開中藥給我吃。

因此自己不需要特別注意什麼，就過得很健康。

另外，當時正處於精力旺盛的年紀，硬撐一下也不會馬上病倒。說起來，甚至不會覺得自己在「硬撐」。

這可以說是因為年輕不懂事才造成的意外啊！

話說，我的父親是八個兄弟姊妹中的老么。我爺爺兒孫滿堂，有八個孫子和八個孫女，包括我在內，孫子輩的總共有十六人！

但不知道為什麼，爺爺只對我一個人說希望我繼承他的衣缽。

然而就如同前面所說，當時十幾歲的我只覺得中醫是個既過時又土氣的玩意，所以毫不猶豫地拒絕了。

我至今仍然記得，之後爺爺回了我一句：

「是嗎？若是有自己想做的事，那就好好做吧。」

因此，我便朝著心心念念的美容美髮之路前進了。

能夠在察覺身體異狀時馬上進行自我護理

二十歲後的那幾年，我總算是安然地度過了。雖然稱不上十分健康，卻也沒有什麼大病痛。

然而年齡來到三字頭後，身體狀況開始不太穩定。我的腸胃又出了問題，體重也再次往下掉，一度來到四十九公斤。

經歷了上次（二十三歲）的慘痛教訓後，

這次我決定要「早點處理」，馬上去看了日本的中醫。飲食也盡可能地改成自己煮，注意食療養生（第4章會詳細說明），總算平復了身體的不適。

現在我還有在健身（我的興趣是健身！），以及持續留意日常的飲食和生活環境，體重也回到了六十到六十二公斤，保持在健康的數值。

長髮四眼仔想告訴你的事

現在回想起來，我的命真的是被中醫救回來的。

用這種形式繼承了中醫師爺爺的衣缽，

或許也是命運的安排。

如果沒有中醫，我可能在四歲那年就死了，或是在二十歲出頭就死了。

想到這一點，我就對中醫滿懷感謝。

所以我一直在思考自己能為中醫做些什麼。

現在我將自己擁有的知識傳遞出去，與大家分享，希望能藉此讓更多的人了解中醫。要是能透過這本書稍稍扭轉中醫過時、難以高攀的印象，為大家的身心健康貢獻一份心力，我將感到非常榮幸。

專欄

「長髮四眼仔」這個名字背後的祕密

再次向各位打個招呼，大家好，我是中醫師「長髮四眼仔」！

我想應該有讀者是覺得我的名字特別而拿起這本書的吧。「長髮四眼仔」一詞，聽起來有點像是不正經或戲謔的用語，帶有玩笑話的印象，但是身為外國人的我不懂那些言外之意，所以沒什麼感覺。

究竟為什麼要特別標明「長髮」、「四眼」呢？雖然用本名展開活動也可以，但實在是既沒有記憶點，也不有趣。

在傳統印象中，中醫給人的印象有點老氣，所以我雖然不是要刻意製造反差，但也覺得**取個稍微有亮點的名字會更好**，這就是我名字的來由。

另外，我曾在北京工作過。

專欄

一開始客人都記不太住我的臉和名字，讓我很是困擾。

於是我利用自己的特徵「長髮」和「眼鏡」，為自己取了個綽號，結果莫名地大受好評。

大家終於能夠馬上記住我了！

因此我在日本也順勢以「長髮四眼仔」這個名字展開活動。

對我來說這是再自然不過的事，不知為何這個名字在日本也很受用，現在已經有數萬名粉絲在YouTube和Twitter上觀看我發布的內容。

所以，我很感謝自己留長髮、戴眼鏡的外表。

不過我有時候也會想，長髮能留到幾歲？如果頭髮剪短的話，就不再是長髮四眼仔了，必須得改個名……

本書就是由這樣的我所寫成的，如果大家能夠開心地讀到最後，我將感到非常榮幸。

CONTENTS

序章

「長髮四眼仔」是何方神聖!?

——來自中醫大本營香港的養生大師閃亮登場!

第1章

我希望高敏感朋友了解的事

——香港人「堅韌」的祕訣

第2章

寫給總覺得身體毛病很多的你

——對「現在的自己」來說，什麼是必要的？

第3章

中醫養生，只要掌握這點就行！

——靠自己「恢復活力」

第4章

透過飲食養生打造「不依靠藥物的生活」

——用「食材的力量」找回原本的健康！

第 5 章

「順應自然規律生活」就是最好的養生法

——身體本身就擁有「再生能力」

第 6 章

透過中醫養生，跟「疲憊的心」說再見！

——心理方面的問題更應該交給中醫

第7章

實現「心靈養生」的中國古典名言

——「名言佳句」造就「好人生」

第 1 章

我希望高敏感朋友了解的事

——香港人「堅韌」的祕訣

高敏感的日本人，堅韌的香港人

來到日本已超過十年，
我覺得日本人和香港人最大的不同之處是

精神層面的強韌度。

大家都說日本人大多生性敏感且認真，
實際上我也認為此言不虛。

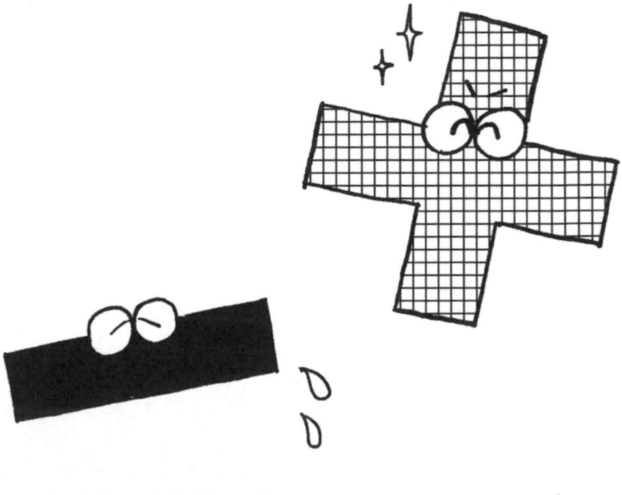

至今為止，我不只在日本工作過，
也有在加拿大和北京工作的經驗，
我覺得日本人確實大多比較敏感。
相反地，香港人一言以蔽之，
就是「精神強韌」。
我感覺從小身邊的家人、朋友、親戚等
香港人的精神都很強韌。

要「看場合做事」，
還是「先試著表達意見」

有什麼不滿就大聲說出來，
我感覺從小身邊的家人、朋友、親戚等

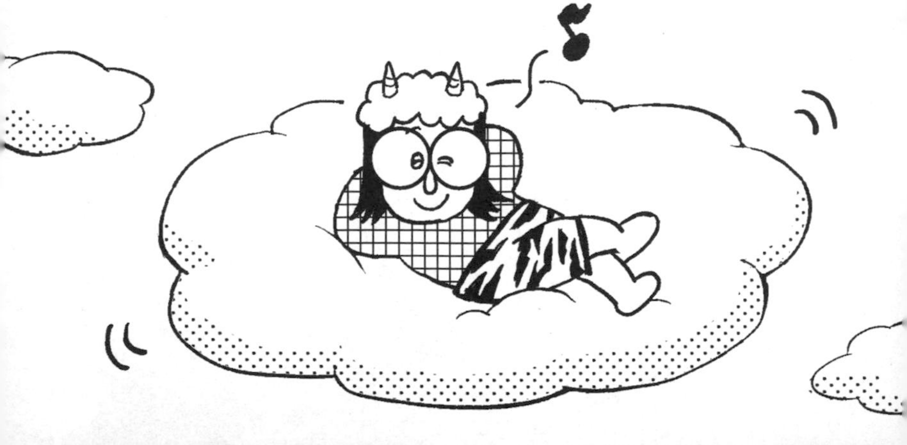

就算遭到遠比自己強大的對象迫害，
幾乎要被壓垮時，
我們還是會試圖抵抗，
並為自己發聲。

（政治方面的示威活動也是如此）

即使如此還是沒用的話才會接受現況，
並好好面對眼前的問題。

而我覺得日本大多數的案例是，
只要上面的人開口，
就算心懷不滿，
也會顧及場面，
默默地遵從……

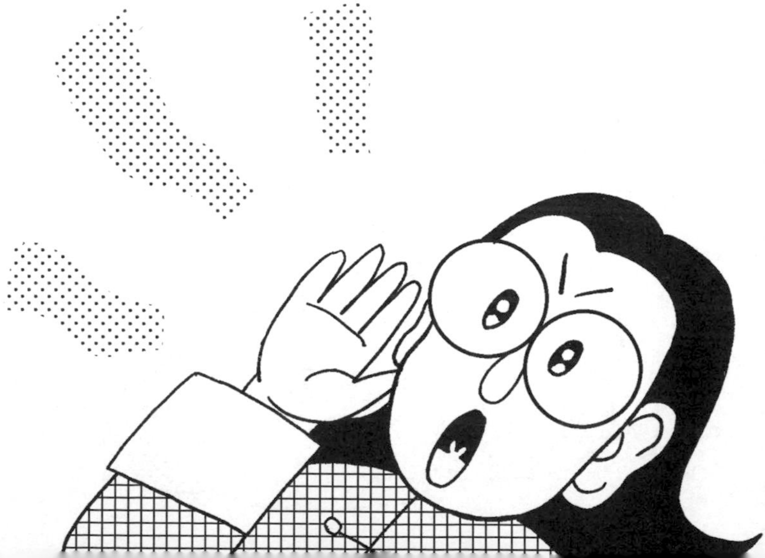

但不論是「為自己發聲」，
還是「接受」、「面對」，
都要在本人有精神的情況下才做得到。
要是精神脆弱，心靈就會受挫，甚至也很難去接受事實。
所以我深深覺得香港人真是精力充沛又堅強。

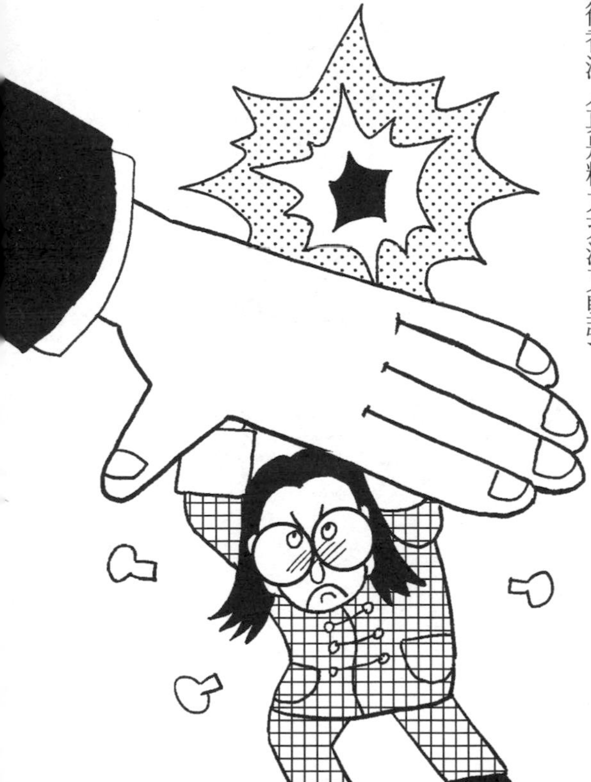

說到「堅韌」，首先浮現在我腦海的是一位香港女性的故事

在此容我提一下關於我家人的私事。
我有個妹妹。
她在二十六歲時就過世了。
我妹妹天生體弱，
且患有罕見疾病。
當時，和我妹妹罹患相同病症的人，

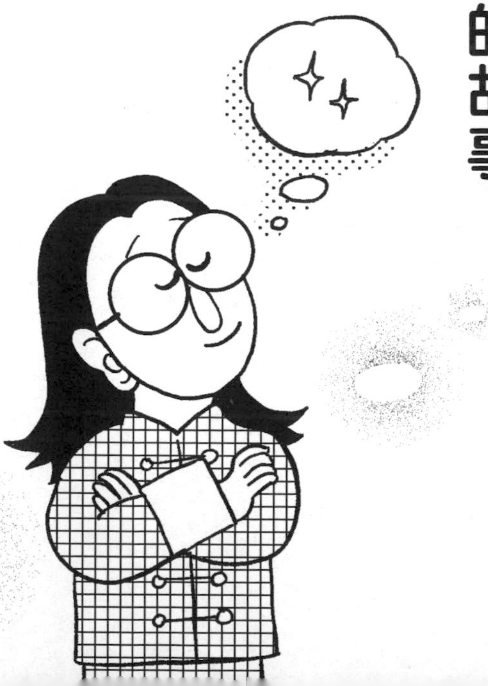

全世界有沒有十個都不知道。
我的中醫師爺爺也對此束手無策。
醫院的醫生告訴我們：
「這孩子恐怕無法長大成人。」

也就是說，在成年前就死亡的可能性非常高。

我妹妹從小學一年級起就是醫院的常客，嚴重的時候甚至需要住院一陣子，無法去上學。
但是她會在醫院鼓勵其他病患，有精神的時候會幫護理師的忙，沒辦法去學校就自己讀書……
從沒因為自己生病、不能上學、不能和家人住在一起而怨天尤人、自暴自棄。
每天還是快樂地生活著。
她真的非常堅強。

家人做給住院妹妹喝的「藥膳湯」

我的父母對藥膳非常熟悉，
所以都會自己煮湯
帶給住院的妹妹喝。
當然醫院提供的餐點
營養已經很均衡，
他們大概是覺得光靠這些還不夠吧！
為了妹妹的身心健康著想，
他們想幫妹妹保養腸胃、提振精神。
於是要妹妹每天喝
根據食療養生原理熬煮的藥膳湯。
我的父母為了延續妹妹的生命，也是付出了全力。

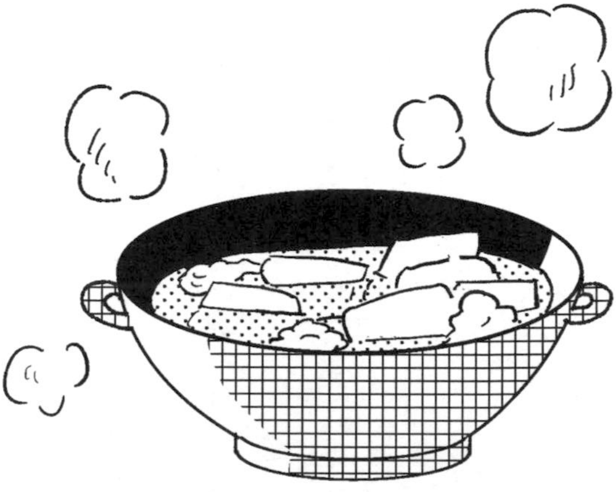

多虧了這些努力，妹妹的身體暫時恢復，終於得以出院。不僅可以去上學，還能夠暫時與家人一起生活。

開始上學後，她每天都會帶家裡做的便當去學校吃。一直到她出社會工作，都還保有這個帶便當的習慣。

比起外食，還是自己煮飯更能控制營養的均衡攝取，對腸胃也比較好。

妹妹也遵從中醫師爺爺的教誨，非常注重「整腸健胃」。在中醫領域裡，腸胃被稱為「後天之本」，是補充生命力的關鍵。

讀到這裡，各位可能會感到不可思議，我妹妹那「絕對不向命運低頭、難以摧折的堅強」究竟是從哪裡來的呢？

應該是日常的養生，一直支撐著妹妹的身心健康吧！

我是這麼想的。

也是因為有這段緣份，所以我非常感謝並信賴中醫養生。

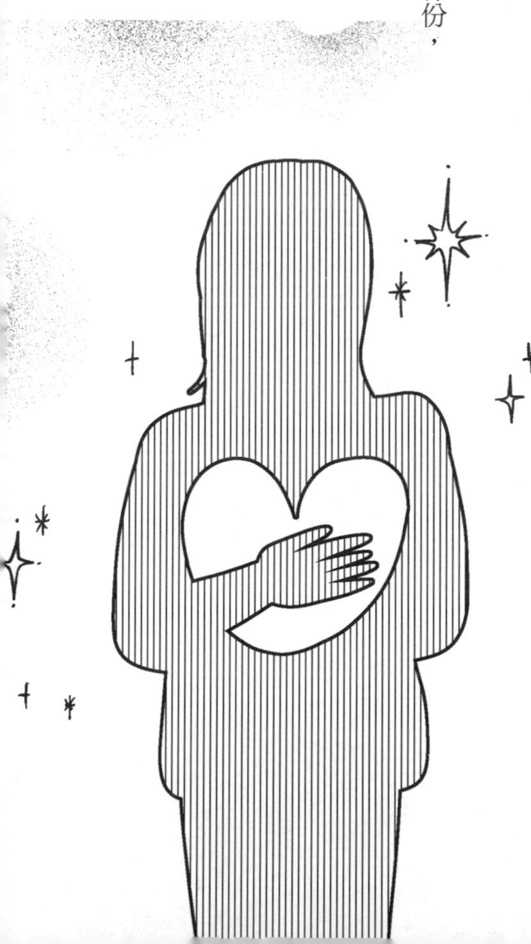

為何她能夠活得比醫生宣告的剩餘壽命長得多，而且開朗生活直到最後一刻？

非常遺憾地，我妹妹的身體終究還是在某天來到了極限。

免疫系統崩潰、食不下嚥。

最後靠著點滴延續性命，然而她還是在二十六歲那年秋天離開我們了。

最後的那段時間，我生活在人生地不熟的國外，她也是只要有力氣就會打電話來鼓勵我。

她從不會讓身邊的人感到不安，也絕對不會讓人聽到、看到自己沒精神的聲音或樣子。在我心中，她始終都是一個精力充沛又堅強的妹妹。

她擁有簡直看不出是病人的堅韌精神，比任何人都享受人生，也比任何人都還要開朗，真的是個很棒的妹妹。

直到最後都不被命運「壓垮」的堅強

在我妹妹小時候，醫生就說她「沒辦法長大成人」，實際上，跟我妹妹罹患同樣疾病的人，據說也幾乎都是在十幾歲時就過世。

為什麼她能夠遠遠超過醫師的預期，活到二十六歲，成長為一個出色的大人呢？

聽說醫師曾對我父母說，要不是她生在這個中醫世家，應該沒辦法活到二十六歲。

當然，家人所給的愛也是一大因素，不過我覺得熟悉中醫食療養生這一點的影響更為巨大。

接下來的事是我父母跟我說的：其實我爺爺非常害怕替身患罕病的妹妹開中藥。雖然是中藥，但藥就是藥，不知道什麼藥效會害她的身體狀況惡化。

不過，他告訴我父母「食療養生應該會有幫助」，讓他們看到了一線希望。

以滋補的食物保養五臟，補充氣血（能量），使身心同時獲得滿足。

如此一來，身體和精神層面就能保持穩定。

我認為妹妹就是因此才能樂觀、開朗地享受人生到最後一刻。

當然有一部分也是天生個性使然。不過天性無法改變，所以靠日常養生補充不足的部分是非常重要的。

長髮四眼仔認為，日本人心思纖細的原因

在40頁曾提過，我覺得日本人大多生性敏感且認真。
但正是因為如此，很多人都非常溫柔！
溫柔當然是好事，不過也有不少人因此讓自己陷入痛苦、疲憊的境地。
尤其是女性，據說女性得到憂鬱症的機率比男性高上兩倍。
女性真的要懂得珍惜自己啊！

真的「不能給別人添麻煩」嗎？

在我看來，「不能給別人添麻煩」這個文化，或者說風氣，在日本非常盛行。

這也許就是造成日本罹患憂鬱症的人口居高不下的原因。

我反倒認為：

「盡量給別人添麻煩吧！」

當然，違法是不行的。

我想說的是，

要懂得依賴別人。

不要自己一個人承受一切。

人只要活在世上，就免不了與他人建立關係，所以我認為可以盡量依賴別人，以及讓別人依賴。

「你的習慣會害死你」——因此「日常養生」才顯得如此重要！

這裡要稍微提一下中醫與心理健康的關聯。

簡而言之，中醫將情緒（感情）分為七種（七情）。

其中的「思」是其他情緒的根基，主要由腸胃掌管。

也就是說，要是腸胃不好，就容易引起負面思考和負面情緒；要是腸胃健康，就不容易陷入負面思考，心理承受力也會變強。

事實上，據說患有憂鬱症或習慣負面思考的人大多體型消瘦，並有食慾不振的問題。我自己過去因為過度節食而瘦到四十七公斤的時候，也差點患上憂鬱症。當時由於腸胃衰弱而吃不下飯，吃了東西就感到噁心，導致食慾不振的問題和腸胃的損傷更加嚴重……陷入了惡性循環。

這正是差點被自己平常的生活習慣「殺死」的寫照。

回到香港後，開始好好攝取注重食療養生的飲食，把腸胃保養好後，我的精神狀況才恢復穩定，感覺身心都變得比過去更加強健了。

現在的我，已經擁有令人自豪的堅韌精神了。不會感到消沉、受到挫折也可以馬上重新振作，最重要的是不會生氣，變得很有肚量（笑）。

身邊的人也說，那曾經滿面愁容、狀況差到被說「還活著根本是奇蹟」的我，簡直像假的一樣。

是紮根於香港日常生活的中醫智慧，造就了現在的我。

我覺得這就是香港人堅強的原因。

當然，每個人的個性都不盡相同，或許其中也有民族性的因素存在。

不過，最大的差別是「中醫是否紮根於生活中」。我認為這一點與身心的強健和穩定大有關係。

長髮四眼仔對「堅韌精神」的定義

我所說說的「堅韌精神」，並不是指如鋼鐵般堅固的防禦力。

硬要說的話，應該是要讓心靈變得像史萊姆或海綿一般柔軟有彈性。

就算受到打擊，也可以柔軟地承受。

能夠接受並以正面的觀點看待困難與絕望。

擁有堅韌精神的人，應該是這個樣子。

我不太會對人說「加油」這句話。

因為我知道，這句話可能會不小心使人陷入負面循環之中。

勉強自己↓身心變得僵硬↓一折就斷

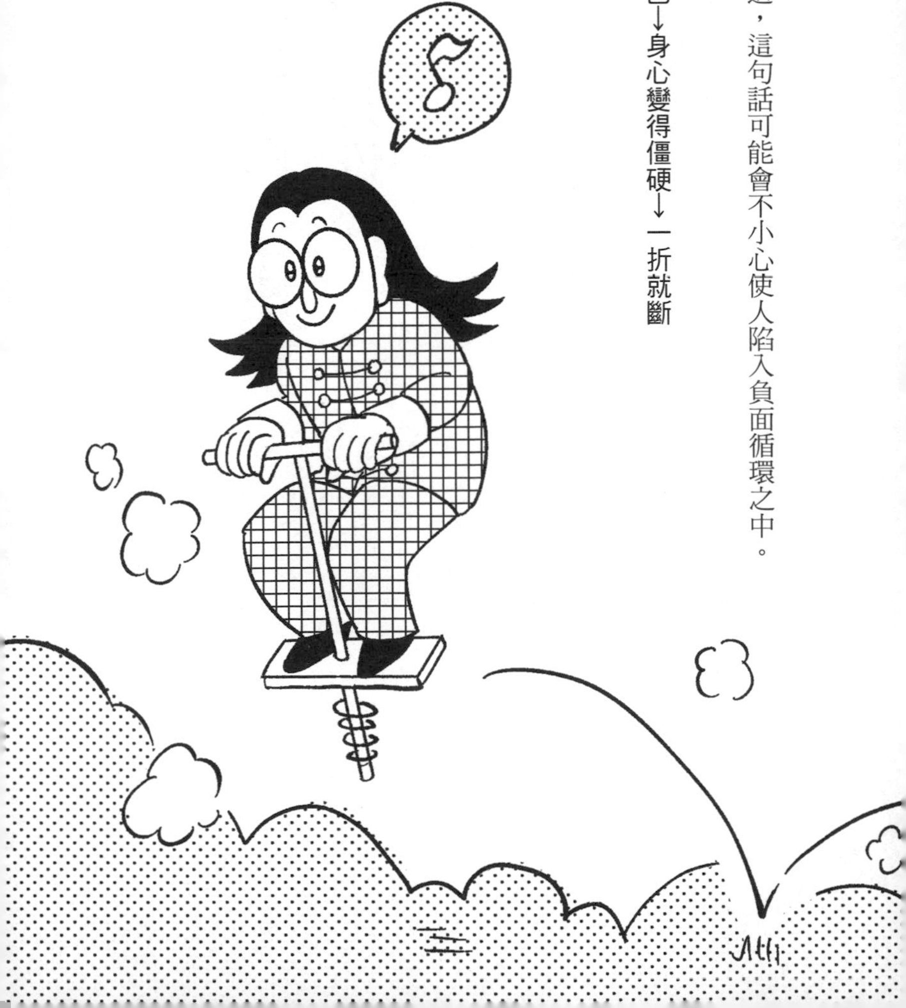

所以不要太過認真努力，讓自己「變僵硬」，

而是要讓自己變得柔軟有彈性。

這才是所謂的「堅韌精神」！

我平常會將「別太勉強自己」掛在嘴邊，就是因為不希望大家變得僵硬。

所以，你也不要太勉強自己喔！

希望大家能夠在輕鬆不勉強、沒有壓力的前提下，一起來認識中醫。

然後，像我認識的香港人一樣，從容自在地享受每一天，帶著強韌的精神生活下去。

專欄

香港的老人家都精力充沛！

中醫之所以在亞洲特別是香港、台灣根深蒂固，我想有一部分是受到老人家的影響。老一輩人的腦袋裡都藏有許多源自中醫的生活智慧，而且很多老人家都精力充沛！

長輩們的活躍在中醫這一行尤為明顯。**我爺爺也是如此，甚至有很多中醫師到九十幾歲都還沒退休。**這個業界，要到六、七十歲才算得上資深。

我爺爺活到一百零五歲高齡，他不只是個厲害的中醫師，更是一個厲害的人！我的影片裡有提到書中自我介紹沒講到的部分，以及關於我爺爺的獨家「超強」故事。影片QR code放在本專欄的最後，不嫌棄的話各位可以去看看。

香港和台灣的老人家常常聚集在公園，一起做體操，或是打太極拳、練氣功（太極拳和氣功中的「氣」來自於大自然，所以要在戶外進行）。

話說回來，日本公園裡的設施好像大多都是給小孩子使用的。相較之下，港台的公

專欄

園裡一般都會設置大人用的健康設施。當然，公園裡也有很多小孩子，不過以老人家為首的許多大人也會去公園。**很多人都是為了養生而每天到戶外活動身體的。**

光看公園這一點，就可以感受到彼此間的養生文化差異呢！

想更了解**長髮四眼仔**，請掃描此連結！

第 2 章

寫給總覺得身體毛病很多的你

——對「現在的自己」來說，什麼是必要的？

話說回來，「中醫」到底是什麼？

關於我的事情各位應該大致了解了，
接下來我要為心中抱有
「話說回來，中醫到底是什麼？」
這個疑問的人稍作說明。

中醫是一門醫學，誕生於距今約四千年的中國夏朝。
在日本普遍稱為「東洋醫學」，與西洋醫學互相輝映。
西醫是深受民眾信賴的標準醫療，

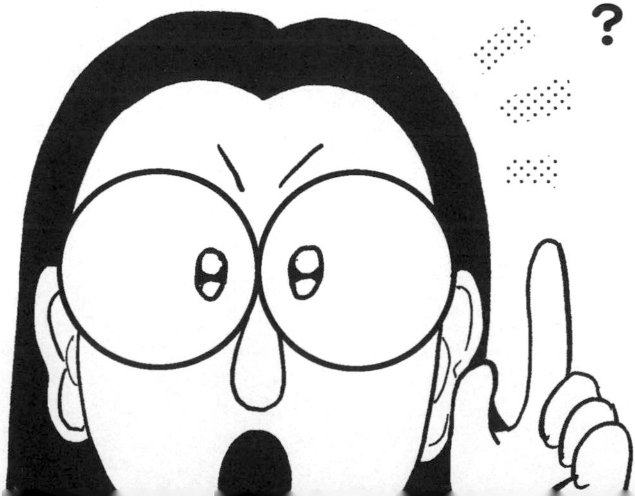

不過中醫也是經歷四千年歷史的累積，
持續改良與進化，名符其實的一門醫學。
日本與中醫的關係始於十六至十七世紀左右。

據傳，
起源於中國的中醫在引進日本後引起廣大迴響，
於是日本以中醫為基礎，
融合本地文化發展出自成一格的「漢方醫學」。

「中醫」與「漢方」有何不同？

順帶一提，許多人都以為日本的「漢方醫學」等同於中國的「中醫」，
但就字面上來說，這是錯誤的。
如同先前所述，漢方是融合日本文化後的中醫學。

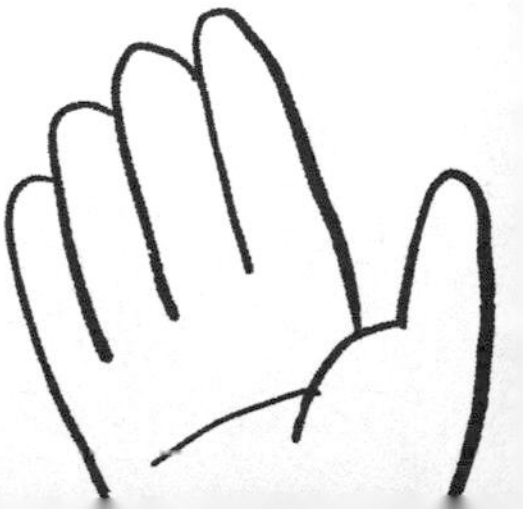

對當時的日本人來說，漢方的「漢」意指中國，西洋文化則是「蘭」，
也就是意指荷蘭人帶進來的文化。
據說日本人是為了與西洋醫學的「蘭」作區別，
才將中醫學冠上意指中國的「漢」這個名字。

中醫傳入日本之後，
當時日本醫生以中醫知識為基礎，
根據日本的氣候、飲食文化、生活習慣等
風土條件進行改良，
發展出自成一格的醫學。
此即「漢方」。
就這樣，日本在不斷吸收中醫知識的過程中，
建立了「漢方」的基礎。

雖說如此，日本漢方醫學的基礎仍是源自中醫，所以基本的做法和思考方式是共通的。

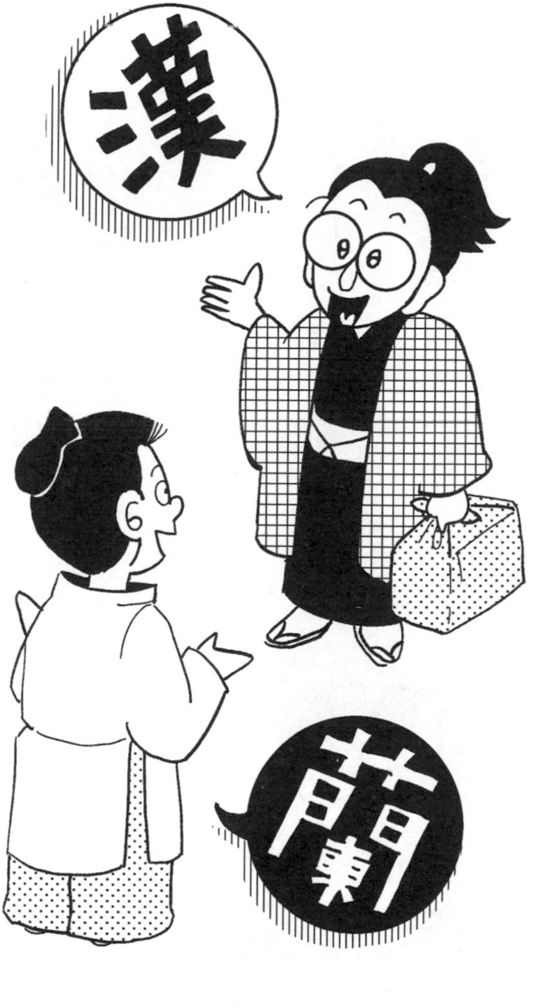

「中醫」一點都「不過時」！

日本與香港兩地在中醫的信賴度與普及度上，有著懸殊的差異。

日本人對中醫或許抱有「感覺有點可疑……」或「不如西醫這種標準醫療來的有效」等印象。

然而香港人信賴中醫的程度不亞於西醫，甚至有研究資料（香港中文大學公共政策研究中心調查）顯示，每兩位市民之中就有一人曾利用中醫緩解身體不適（看中醫或服用中藥）。

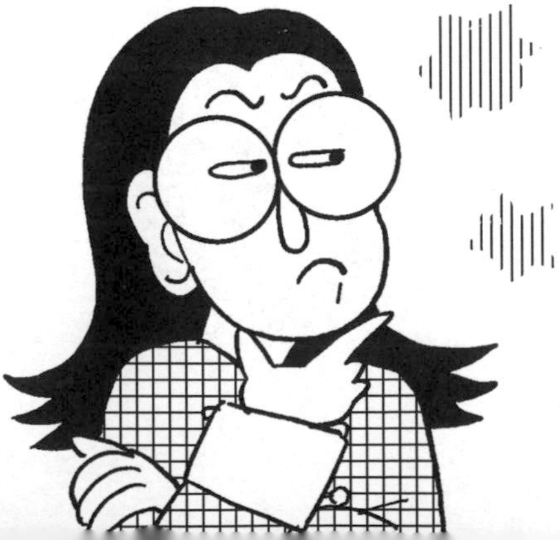

在香港，如果只是小感冒，
許多人會選擇看中醫而非西醫！
大家都能夠輕鬆走進中醫診所，
請中醫師開處方。
我小時候每次感冒或咳嗽，
就會馬上給我的中醫師爺爺看診並開中藥，
吃了藥之後，不適的症狀就緩解了。

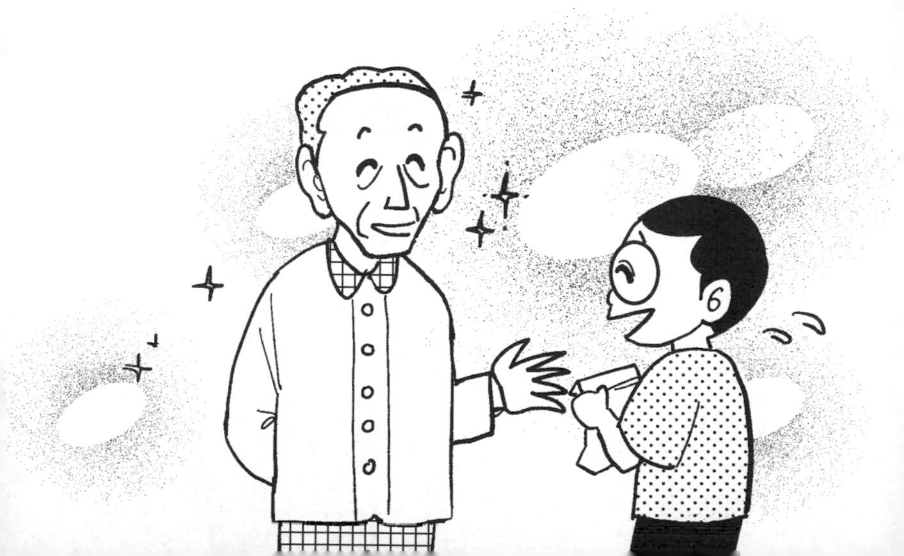

當然，香港人遇到需要動手術的情況時，
還是會去看西醫的。
這點跟日本相同。
所以說得更準確一點，
應該是**中醫和西醫各司其職**的感覺。

不過除了緊急狀況之外，香港人通常不太會去看西醫。
如果發生輕微的骨折或扭傷，
我們會去國術館，
將加熱熬煉好的膏藥塗抹在患部待其痊癒。
中醫就是如此根植於我們的日常生活。

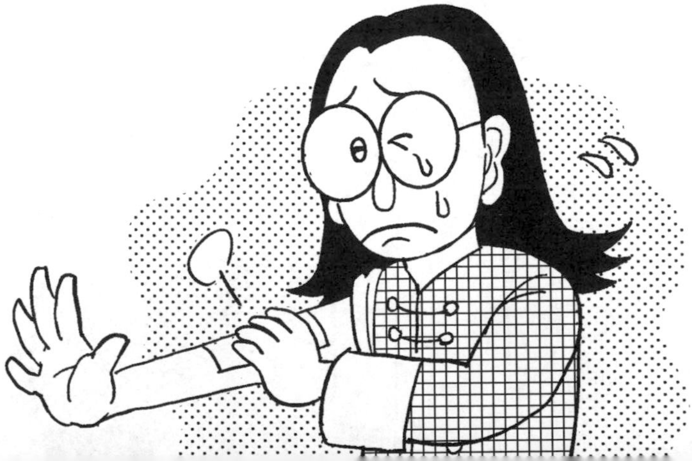

並不是「注重養生」，對我們來說「養生是理所當然的」！——這就是香港人活力充沛的祕密

對香港人來說，中醫是生活的一部分，它早已融入我們的生活。

因此許多人覺得「養生是理所當然的」，並不是自己特別「注重養生」！

舉例來說，當我們去菜市場、魚市場或超市時，詢問賣場店員：「這個季節吃什麼比較好？」

基本上都會得到答案。

春天吃香氣濃郁的蔬菜（例如韭菜、菠菜等），
夏天吃番茄或檸檬，
秋天吃水梨或杏仁，
冬天吃核桃或芝麻……
如此這般，食療養生的知識對香港人來說幾乎算是常識（關於食療養生的內容會在第4章詳述）。
很多人還會連料理方法都一起告訴你。
就連不是中醫師的普通民眾，都會把食物的性質、各種體質和季節的養生法等，這些以中醫為基礎的知識，當作常識記在腦海裡。
在香港，中醫就是如此深入影響著我們的生活。

我們的身體是反映出「各種不適警訊」的照妖鏡

西醫的醫師會在問診之後，用聽診器進行各種檢查，藉此了解我們的身體狀況。

中醫則不同，中醫的診療，也就是「望、聞、問、切」這四個字。

望是指「**觀察**」。

觀察患者的體型、氣色、精神狀態、姿勢、皮膚、舌頭的狀態等。

聞是指**「傾聽、嗅聞」**。
傾聽患者講話的音量、咳嗽的聲音、呼吸的聲音，嗅聞口臭、體味等。

問是指**「詢問」**。
詳細詢問患者現在的身體狀況、病史、從開始感到身體有異狀到目前為止的病程發展等。

切是指**「觸摸」**。
主要是以手指觸摸患者兩手的手腕，感受脈動。也就是「脈診（把脈）」。或者是觸摸、按壓腹部、腰背或肩膀等處。

「光用看的」就能百發百中？中醫師的診斷非常厲害

自患者進入診間的那一刻起，中醫師就會透過眼睛捕捉各式各樣的資訊，接著才為患者把脈。

中醫師會藉此將映入眼簾的資訊，和把脈後得知的資訊互相對照，並一邊聽患者說明病情，這就是常見的診療流程。

跟西醫的診療順序正好相反。

有些資深的中醫師甚至只需要透過脈診和望診，就能準確說出患者的不適症狀，非常驚人。患者什麼都還沒說，症狀就全被醫師看出來了。

還曾聽說過這麼一件事，我的一位阿姨曾因為莫名感到噁心想吐，便去看中醫，結果醫師只把了脈就對她說：「妳懷孕了。」

她因為覺得自己不可能懷孕而感到相當震驚，後來又去醫院做了西醫的檢查，結果真的是懷孕初期……

「驚！這個人也許比我更了解我自己!?」

在序章有提過，我暴瘦到四十七公斤的時候曾經給香港的中醫師把過脈。其實，我當時也被中醫師診斷的準確度給嚇到了。

那位中醫師明明不清楚我在日本的生活，卻單靠把脈就說出我的症狀：五臟六腑沒在運作、胃腸明顯衰弱、心裡累積很多煩惱、情緒有點不穩定等等。

這些全都說中了！**醫術高超的資深中醫師能夠準確地看出患者的症狀，甚至看得比患者本人還清楚。**

能夠請這樣的中醫師為自己開藥、指導改善生活的方法，正是中醫的過人之處。他們是許多人身心健康的重要支柱。

如果有機會給中醫師看診，務必仔細觀察中醫和西醫的診療有何不同。大家應該會感到大開眼界而且非常有趣！

從思考「生病了怎麼辦」轉變為「怎麼做能預防生病」

大多數的人應該都是藉由做健康檢查，確認報告上的數字，來判斷自己健不健康吧？

透過數字來判斷身體狀態，當然不失為一個好方法，且這種方法對大家來說都很容易理解。

許多人都會以「數字沒有超標就是健康，超標就是生病」的這個標準來輕率地判斷自己是否健康。

然而……

人類的身體並沒有這麼單純。

從很早以前，中醫便有介於健康與生病之間的「未病」概念。

近年來，西醫也證實了「未病」狀態是存在的，逐漸開始接受這個概念！

因此而出現了「預防醫學」這個詞彙。

在這之後，世界的主流醫學思想也逐步從「生病了怎麼辦」，轉變為「怎麼做能預防生病」。

我相信在接下來的時代，中醫養生的智慧肯定會越來越受到全人類的重視。

雖然沒生病，但身體不太舒服——這就是「未病」

未病指的就是，雖然沒生病但身體不舒服的狀態。

這種時候，身體一定會出現某些徵兆。舉例來說，可能會長痘痘、失眠、食慾不振、消化不良、便祕、暈眩、口臭、耳鳴……等等。

「莫名覺得累」、「不論睡多久都無法消除疲勞」、「虛弱無力」、「總覺得哪裡怪怪的」……忙碌的現代人尤其容易出現這些狀況，一般認為未病就隱藏在這些狀態中。

這些異狀或不適感是身體發出的警告，千萬不要忽略它們，最好確實找出原因並改善！

要是放任不管，演變成嚴重疾病的可能性也會提高。症狀惡化的話，就得消耗許多時間、金錢、精神、體力進行治療。所以日常的養生非常重要。

「不可違背自然規律」——這也是中醫養生的觀念之一

中醫有「天人合一」這個概念，意思是人類屬於大自然和宇宙的一部分。陰陽平衡、氣血流動、運氣都會隨著季節和時間而改變。因此，當時間或地點改變，曾經有效的方法不再奏效也是理所當然的。

就像一天中的早與晚、一年中的季節變換、人生中的高峰與低谷，一切事物都有它的走向。

早上起床到了晚上會想睡覺，炎熱的春夏結束後會迎來寒冷的秋冬。我們沒辦法一直醒著不睡覺，就算死撐著不睡，也會因為睏倦而痛苦不已。

在春夏季的熱氣中，硬是穿上羽絨外套會中暑；在嚴寒中只穿背心也會感冒。

我想說的是……

我們最好不要去對抗自然的走向。

在低氣壓的時候，會有人感到頭痛和不舒服是理所當然的。

無法行動的人就好好休息，輕鬆悠閒地度過這段時間才是上策！

逼自己打起精神、擠出所剩無幾的力氣，只會影響到隔天的狀態。

我們無法戰勝自然的走向，所以最好不要勉強自己。

人生和健康都是「有起有落」！

其實不只是健康狀況，人生的一切也是如此。

一個人不可能永遠成功，也不可能永遠失敗。

人生也如同氣血和陰陽一般，是宇宙的一部分，狀況總會不斷變化。

有日出，就有日落；有炎夏，就有寒冬；人生也是一樣，有低谷就有高峰！

現在若處於低谷，接下來就會是高峰！

為了迎接高峰的來到，平常不懈怠地做好養生並保持健康的生活是非常重要的。

我的精神之所以強韌，或許就是因為有這個概念作為基礎。

專欄

在香港的便利商店都買得到的「超意外東西」是什麼!?

若要我舉例一項香港和日本的不同之處，那就是**能否輕鬆簡單地使用中藥和生藥。**

在香港買中藥和生藥既便宜又簡單。每個香港人的日常生活圈中，大概都會有一到兩間中藥房。

更棒的是，不僅生藥的種類豐富，還比日本便宜許多！可以只購買單品，也可以請藥局人員推薦適合當季服用，或是能緩解輕微不適症狀的中藥。

由於生藥取得容易，所以很多人的家裡都常備著生藥或藥草茶！

最近竟然連便利商店都買得到寶特瓶裝的藥草茶了。其中最有名的就是「涼茶」（涼茶的功效在165頁會詳細解說）。

有些人不太能接受這種寶特瓶裝的飲品，那也可以選擇「涼茶鋪」，它就像日本車站裡會有的果汁店或台灣的手搖飲店一樣。涼茶鋪在香港很受歡迎且非常普遍，在這裡

專欄

你可以買到熱騰騰的現沖藥草茶並現場享用。

最近日本也掀起了一股漢方熱潮，以前買不到的東西，現在也買得到了。順帶一提，由我監製的澄善堂，也有介紹金木樨香味的藥草茶等許多充滿魅力的商品。

想看更多關於**澄善堂**的資訊，請掃描此連結！

想看更多關於**澄善堂**的資訊，請掃描此連結！

第 3 章

中醫養生，只要掌握這點就行！

——靠自己「恢復活力」

「強健身心的方法」和「賺錢的方法」是一樣的

說到提升精力，
大多數人都會先想到「滋補」。
雖然這並沒有錯，
但是有想到要「抑制消耗」的人卻很少……（淚）
導致不管怎麼補都補不夠！
這部分意外地很常成為盲點，請大家務必注意。
若是消耗量太大，再怎麼滋補都不夠的。

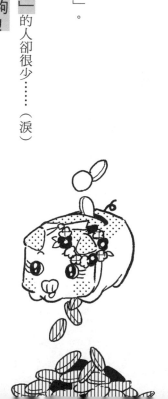

想要強健身心、提升精力，首先要抑制氣血水（能量）的消耗！

簡而言之就是，如果你想要成為有錢人，首先必須要減少支出。

收入增加得再多，要是維持花錢如流水的習慣，不減少支出的話，也很難存到錢。

健康也是同樣的道理。請把氣血水想成是「精力的存款」！

先把消耗（支出）控制住，再來滋補（增加收入）吧！

接下來將為各位說明何謂氣血水。

西醫看「局部」中醫看「整體」

大部分時候，西醫都是診察人體的細胞、內臟、骨骼、肌肉等處，然後針對生病或不適的地方進行治療。

與此相對，中醫則是

根據身體的整體狀況下診斷。

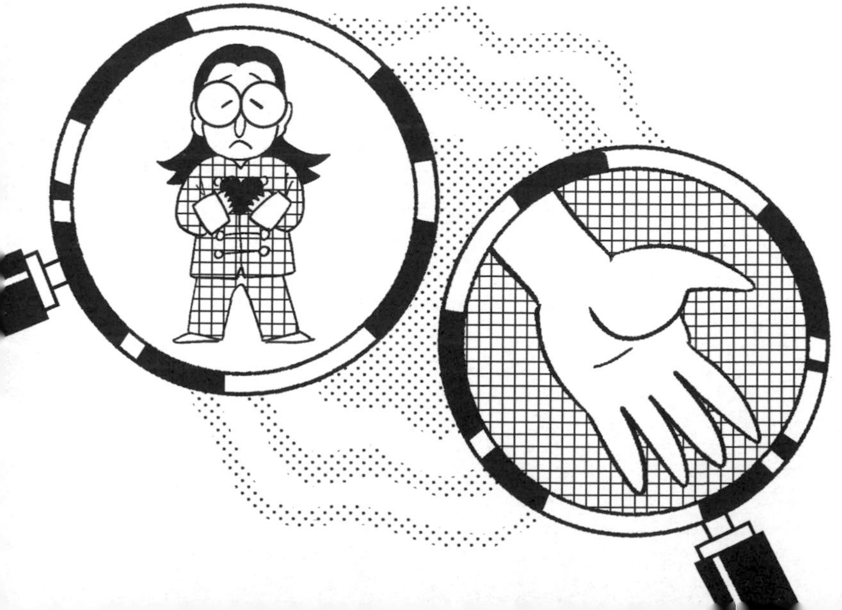

因為中醫認為五臟六腑是互有關聯的。

舉例來說，

當一個人腸胃衰弱時，

其實不只有腸胃出問題。

維持人體健康的「氣血水」是什麼？

驅使五臟六腑運作的，就是先前提到的

氣、血、水。

在中醫的觀念中，這就是維持精力最重要的三大支柱。當這三種元素以良好的平衡循環於體內，就能讓身體保持在健康狀態。

本書中會提到一些專業術語，一開始讀者或許會覺得困惑。

氣血水的平衡

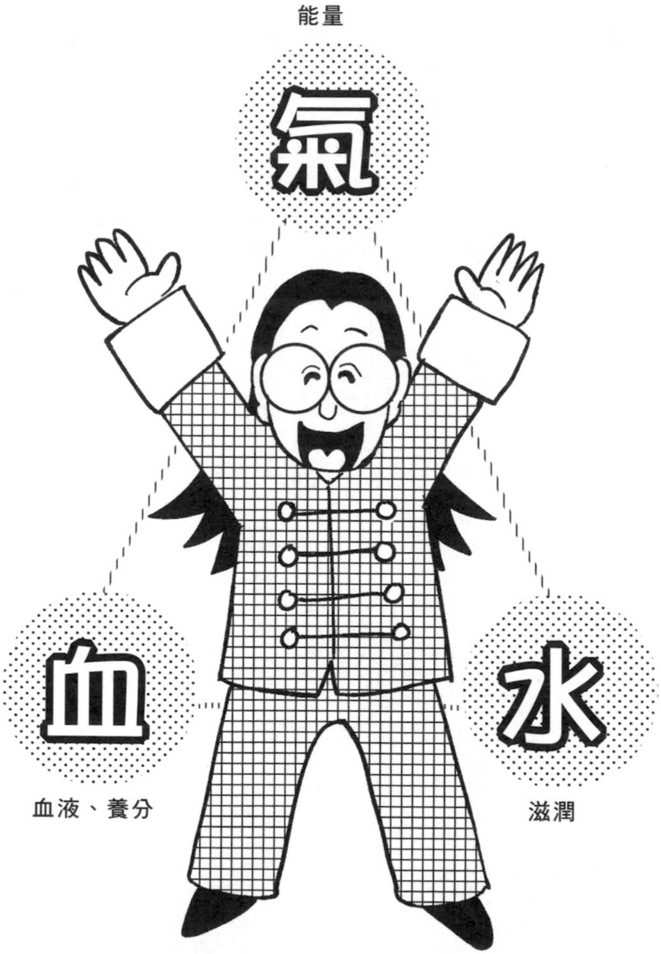

不過沒關係，不用逼自己全部搞懂，
一開始只要「大概」理解就可以了，
之後慢慢會懂的。
那麼，就讓我們一起進入中醫的世界吧♪

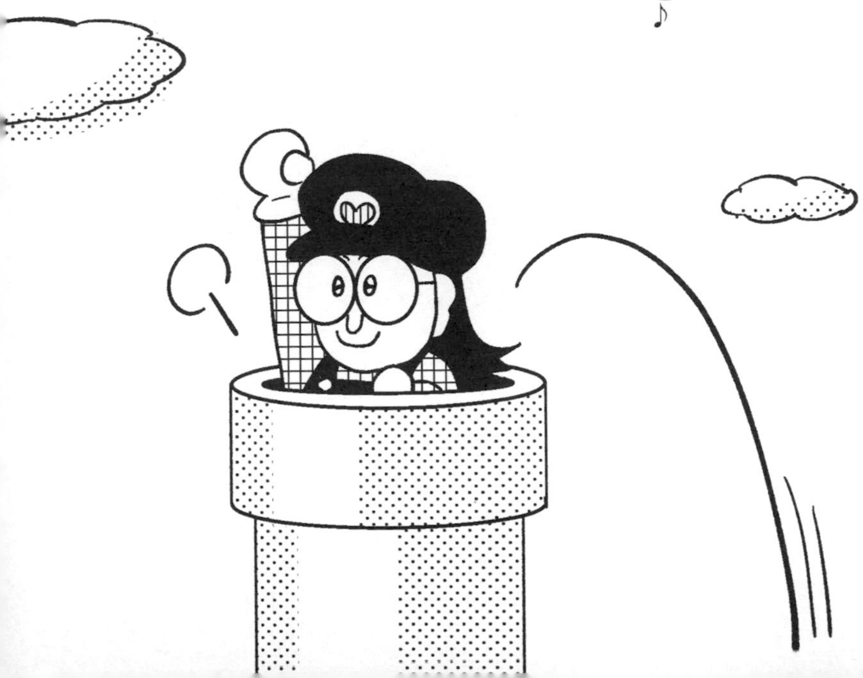

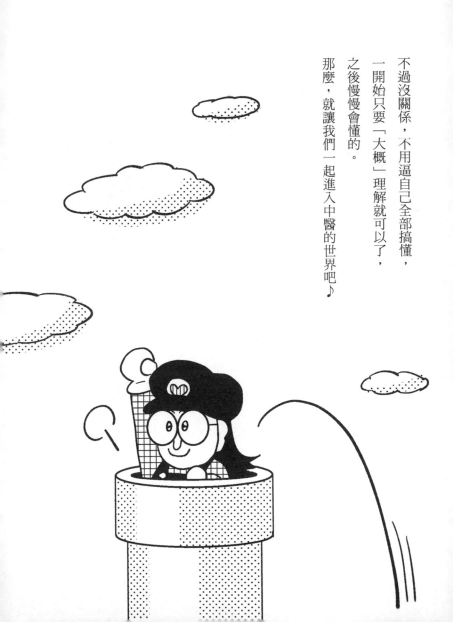

所謂的「氣」，就是身體的燃油和能源

氣是宇宙萬物的基礎。

東方哲學是這樣看待氣的。

我在這裡用更容易理解的「煮飯」來解釋中醫所謂的氣。

我們煮飯時，要把米和水放進電鍋，對吧？

但光是這樣，就算放置二十四小時，生米也不會煮成熱騰騰的熟飯。

原因是缺少了「熱能」。

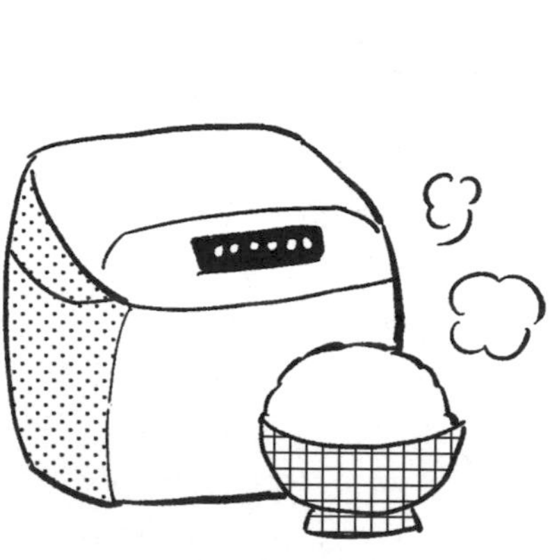

只把米和水放進電鍋，卻不按下煮飯鍵加熱的話，是煮不出熟飯的！

而「氣」就像是電鍋的「熱能」。

人類即使有四肢、軀幹和頭腦，但只要缺少了「氣」，依然無法活動。

簡而言之，

「氣」就是身體的燃油和能源！

就算擁有健康的身體，
沒有「能源」也無法活動

可以由臟器生產，也可以從外部獲得的「氣」，會在身體裡不斷循環。

「氣」可以幫助我們維持體溫、維持臟器運作、防止細菌入侵、防止血液從血管中漏出、將食物分解成大小便。

如果氣很充足且循環得很順暢，我們就得以保持在充滿精力的健康狀態。

反之，要是氣不足或受阻、停滯，就會馬上出現不適的症狀。

我們都是從自然界中獲取能量來維持生命的

中醫有句話說：「欲養生，先養氣。」講得簡單一點，就是

「如果你想要養生，就得先把氣養好。」

氣就是如此重要，是最優先、最基礎的部分。

而氣又大致分為兩種。

也就是「先天之氣」和「後天之氣」。

「先天之氣」是我們尚為胎兒時就從媽媽肚子裡接收到的氣。

這種氣生來就存在於我們體內，並會持續減少。

我們之所以會變老，就是這個原因。

「後天之氣」是指可以透過進食和呼吸獲得的氣。

我們是從食物、飲料等營養物質或空氣中，獲取自然界的氣來維持生命的。

順帶一提，本書中會多次提到「補氣」一詞，這基本上指的都是「後天之氣」。

負責從食物中補氣的即是腸胃。因此，腸胃才會被稱為「後天之本」並受到重視。

肉眼看不見，卻不可或缺的東西

中醫有一句話說：「氣聚則生，氣散則死。」

如同字面上的意義，更白話的說就是

氣聚集起來能夠生生不息，氣散去則會導致死氣沉沉。

透過這句話，大家應該能夠了解氣對我們來說有多重要了吧？

能源不足或堵塞，是造成身體不適的因素之一！

當氣出了狀況，會發生什麼事？

何謂氣虛？

說白了，就是氣不足。氣沒有辦法好好發揮作用，會導致容易疲倦、體溫偏低、體寒、食慾不振、呼吸困難、容易感冒……等等。由於根本原因是氣不足，所以要改善的話，最重要的一點就是抑制消耗，慢慢把氣補回來。

舉例來說，早一點睡、不要讓自己太累、不要太拚命、不要暴飲暴食、不要吃冷的食物……這些方法都可以抑制消耗。

而要補足缺乏的氣，則要多攝取白米、山藥、地瓜等根莖類及肉類，也建議多喝高麗人蔘茶和西洋人蔘茶。另外，進行腹式呼吸也可以補氣。

○何謂氣滯？

氣滯指的是氣的循環堵塞。會導致腹部或側腹脹氣、胸部壓迫感、焦躁、憂鬱、失眠……等等。

由於原因在於堵塞，所以讓氣循環起來就能改善。

最簡單的方法就是活動身體。不論是做伸展操、收音機體操、瑜珈、肌力訓練還是散步都可以。

另外也推薦洋蔥、青蔥、白蘿蔔等食材，以及玫瑰茶、薄荷茶等茶飲，這些都可以幫助氣循環！

「血」是保持年輕的關鍵

變年輕的祕訣就在於「血」。

有些人可能會以為中醫所說的血，指的就是血液。這雖然不算錯，但也不太正確。中醫所說的「血」，是體內所有紅色體液的總稱。在維持健康、維持生命以及精神穩定等方面，血和氣一樣不可或缺。

中醫有一句話說：「飲食多自能生血，飲食少則血不生。」意思是，**攝取足夠的食物就能產生「血」，食物攝取不足則無法產生「血」。**

這也恰恰說明了食療的重要性。

血的功用是「滋潤」身心

血的主要功用是運送養分到身體各處，滋潤身體的每一個角落，還有維持我們的精神狀態。

因此，要是血不足，就會使皮膚變得乾燥、頭髮變得毛躁，嚴重的話還會出現下述狀況。

- 失去意識
- 精神錯亂
- 失眠、不安

尤其需要注意的是，女性要是血不足就容易導致婦科問題，也會加速老化。若想要保持年輕，就必須重視血的狀態。

「氣」與「血」是熱戀中的情侶♡

氣與血的關係密不可分，《難經本義》中有這麼一句話：「氣中有血，血中有氣，氣與血不可須臾相離。」

也就是說，氣與血相輔相成，這兩者是不能分開的。

可以把氣與血想成總是黏在一起不分開的「熱戀情侶」，氣載著血循環於全身。

當血不足或是循環不順的時候，我們的身體就會出現異狀。

當血出了狀況，會發生什麼事？

○血不足的時候

血不足的狀況稱作「**血虛**」。當血不足時，**皮膚和毛髮就會因失去水分而變得乾燥，還會出現眼睛乾澀、肌肉容易抽筋、指甲脆弱易斷、手腳發麻、生理期不順**……等症狀。

改善的方法跟氣一樣，首重抑制消耗。

例如，避免用眼過度、不要熬夜、不要煩惱太多、不要想太多……等等。

接著一邊留意抑制消耗，一邊補充不足的血。

舉例來說，可以多喝紅棗茶、黑豆茶、桑葚茶，以及多攝取黑木耳、黑豆、黑芝麻、胡蘿蔔、葡萄、櫻桃、肝等**紅色及黑色的食物**。

○當血瘀滯，循環不順的時候

血瘀滯、循環不順的情況稱作「瘀血」。

運動不足、飲食、吸菸、喝酒等不良習慣容易導致瘀血。瘀血時容易出現生理痛、關節痛、黑眼圈、痔瘡、肌膚失去光澤……等不適症狀。

改善的方法和氣滯一樣，首重活動身體。另外，也建議不要攝取冷食及乳製品，多攝取不會使身體受寒的溫熱食物。

要是常吃冷食，讓身體變寒，血流就會變得緩慢，容易形成瘀滯。而乳製品質地濃稠，在血瘀滯的時候讓這些濃稠的物質進入體內，會讓血的循環進一步惡化，所以能避則避。

「水」負責調整身體裡重要的「滋潤」與「平衡」

水的功用是滋潤身體。血是指紅色體液，除此之外的其他體液就是水。主要包括分泌物、胃液、腸液、唾液、淚水、汗水、小便等。別名「津液」。

身體各處都存在津液，津液會滋潤五臟六腑、關節、腦部、骨髓等身體組織。一般認為是氣載運著津液在身體中循環。

以結論來看，氣血水是三位一體。就像是一個牽著一個，一起在身體裡面到處旅遊。

另外還有一個重點，津液是血的原料。由於津液與血的製造與運行大有關係，所以跟氣血一樣，是人類維持生命與健康所不可或缺的物質。

以陰陽來看，津液屬於陰性，具有降火的功效，可為身體進行微調。舉例來說，在寒冬中不易排汗，津液就會以小便的形式排出體外，因此天氣寒冷時會比較容易想上廁所。相反地，夏天容易出汗，津液改以汗水的形式排出，小便的量便會減少。當體內水分變少時我們之所以會想喝水，就是因為身體想要補充津液。**津液是一種能夠為身體保持陰陽平衡的重要物質。**

當水出了狀況，會發生什麼事？

津液不足

會導致口腔、喉嚨及鼻子容易乾燥，還有肌膚下垂、便祕等。

可以透過少量多次地補充水分來改善。也可以藉由吃水梨、蓮藕、豆腐、白木耳等白色食物來補充津液。

◎水滯

水滯是指水分無法順利代謝的狀態。大家想像中的津液應該是乾淨的水，然而一旦無法流動而形成淤積，就會變成濕（汙水）。當濕積在體內，就會出現鼻炎、氣喘、生痰、關節炎、浮腫等症狀。

水滯可藉由排汗來改善。泡足湯或半身浴雖然也可以，但活動身體還是最理想的方式。

水滯的人通常也會有氣滯和瘀血的情況，但只要運動就可以讓氣血水全部循環起來，改善症狀，這不只是一石二鳥，而是一石三鳥。

氣血水就是像這樣在身體中不斷循環，保持生理機能的正常運作。不過，這都是因為有五臟六腑的存在，才得以實現的。

相互連結，彼此影響——這樣認識「五臟」

五臟六腑的概念和西醫所說的「臟器」有些不同。

中醫的五臟是指「肝、心、脾、肺、腎」，而六腑是「膽、小腸、胃、大腸、膀胱、三焦」。

這些組織各司其職，有的製造並儲藏氣血水，有的能幫助氣血水循環，有的會將老廢物質排出。

另外，由於臟腑彼此連結，所以其中一個部分出問題，就會連帶影響其他臟腑。

接著將簡單介紹一下五臟六腑中最具代表性的組織。

五臟的平衡關係

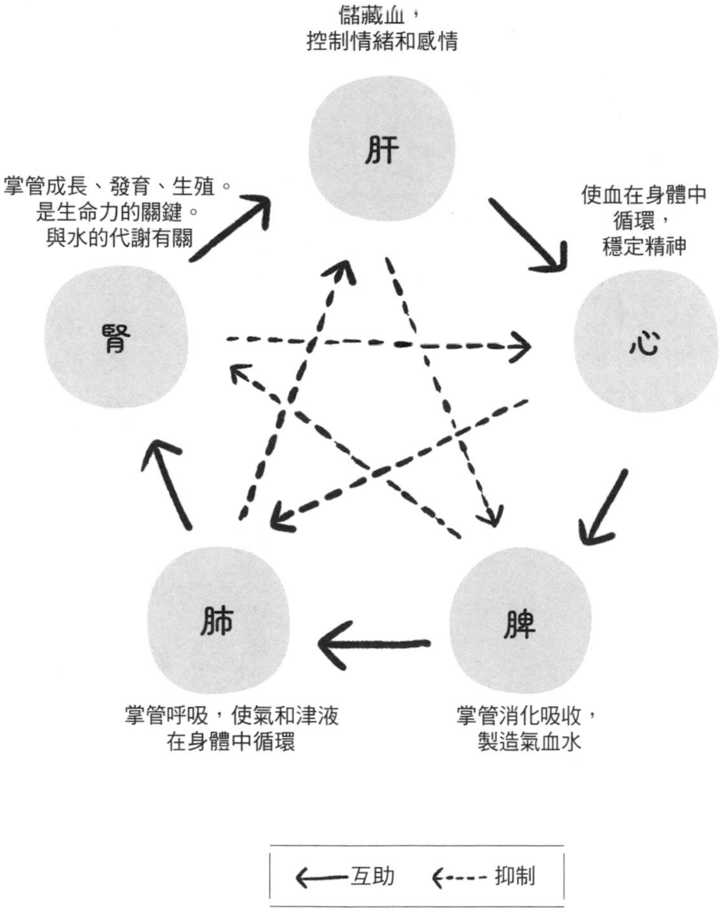
儲藏血，
控制情緒和感情
肝
使血在身體中
循環，
穩定精神
心
脾
掌管消化吸收，
製造氣血水
肺
掌管呼吸，使氣和津液
在身體中循環
腎
掌管成長、發育、生殖。
是生命力的關鍵。
與水的代謝有關
互助
抑制

何謂心？

心是五臟六腑的「君主」，是最重要的臟腑。

心會驅使血液流動，把養分和水分送至全身。也能幫助我們穩定精神，保持正常的思考和意識。

如果心出了問題，會導致臉色變差、心跳變快、感到強烈不安、精神不穩定等狀況。

何謂肺？

肺是「相傅之官」，主要負責輔佐身為君主的心。

肺可以藉由呼吸從自然界中獲取清氣，並吐出體內的濁氣。另外，肺也能幫助氣順暢循環。

若是肺出了問題，會造成呼吸變淺及咳嗽。

◎何謂肝？

肝是「將軍」，主要的功用是驅使氣循環並儲藏血。因為肝是將軍，所以它只會拚命地強化自我，幾乎不會展現虛弱或弱勢的一面。

當肝的氣血流動順暢時，我們的心情會感到平靜、舒暢，然而一旦出了問題，就會變得煩躁、鬱悶。

◎何謂脾？

脾是「倉廩之官」，也被稱作「後天之本」。

脾主要掌管運化，也就是分解、消化食物，將其轉化成氣血（營養）運送到全身，並排出多餘的水分。

脾具有統血的功能，能防止血液溢出血管，並與六腑之一的胃攜手合作進行消化（本書中所說的腸胃，就是指脾胃）。

要是脾出了問題，不僅會導致氣虛、血虛，還會引起食慾不振、消化不良、容易疲累、體寒等狀況。有時候也會正好相反，變得難以抑制食慾、暴飲暴食。

何謂腎？

腎是「作強之官」。如果說腎掌握著我們的生命力，可是一點也不為過。腎為我們提供力量，也和我們的成長、發育、生殖機能、腦部、骨骼等息息相關。

如果腎出了問題，會導致頻尿、排尿障礙、浮腫，以及骨質疏鬆症、耳鳴、不孕、勃起障礙等。

「臟腑」與「臟器」看似一樣卻有些不同

只要了解上述內容，應該就能大概理解中醫的「臟腑」和西醫的「臟器」有何不同了吧！

由於日本的醫療是以西醫為主流，所以有很多人聽到臟腑的時候，都會想成「臟器」。這時常讓志在推廣中醫的我，感到淡淡的哀傷……

專　欄

綜觀中醫四千年的歷史

中醫是一門從四千年前開始累積經驗，持續改良到現在的醫學。據說中醫是從中國最早的王朝——夏朝開始發展的，到了商朝，就確立了三十四種疾病，並開始以按摩與針灸進行治療。

到了周朝，文字演變得更加成熟。這時候出現了食療法、藥療法、酒療法等。春秋時代，陰陽說、五行說、六氣等概念發展了起來。進入戰國時代後，受到儒教和道教等哲學的影響，陰陽說和五行說開始融合。而我在 YouTube 也常介紹的《黃帝內經》等等這些中醫學基礎理論也逐漸定型。

在這之後，《傷寒雜學病論》成書，辯證論治（透過症狀等徵象來判斷體質的方法）的概念也確立了下來。《神農本草經》內記載了三百六十五種生藥，人們終於能清楚了解藥的功效。

《諸病源候論》於隋朝成書，據說裡面記載了一千七百三十九種疾病；唐朝的時候設立了中醫學校，針灸、生藥、食療養生等領域都得到進一步的發展。因為各朝各代在中醫學上的投入，也出現眾多名留青史的名醫，如東漢醫聖張仲景及之後明朝的藥聖李時珍等等。

中醫發展到唐朝的時候，已經有了內科、婦科、小兒科、外科、按摩科、骨科……等詳細的分類，能看出當時中醫發展程度之高。由於中醫的發達，中國開始進一步與當時的朝鮮、日本、西藏等東南亞各國進行「醫學交流」。

到了宋朝，秉持儒家思想行醫的中醫師（儒醫）增加，知識水準又更上了一層樓。政府也設立了醫藥行政機關和國家藥局，中醫的地位得到確立。國家致力於培育中醫師，不只王族，連尋常百姓都可以接觸到中醫。

專欄

宋、元時期貿易興盛，中醫也流傳到了國外。據說，「中國醫學」、「中醫學」這些詞彙就是此時出現的。

明、清時期以《本草綱目》為首，出現了許多流傳至今的著名典籍。而不同流派各自擅長的領域也都獲得長足的發展。

鴉片戰爭後，西醫在中國流傳開來，中醫遭到當時的軍閥屏棄。當時，中醫面臨了即將消失在歷史洪流中的危機，直到一九五五年才復興。後來，隨著中醫學校的設立等等，終於能夠再次開始培育中醫師，並持續到現在。

不過，醫術高超的中醫師仍在逐年減少，大家都說也許二、三十年後，就沒有人會把脈了。我也對這一點感到擔憂。

第 4 章

透過飲食養生打造「不依靠藥物的生活」

——用「食材的力量」找回原本的健康！

我們的身體是以「至今為止吃下肚的東西」所組成的

中國流傳著這麼一段話。
最好的醫生是「自己」，
最好的醫院是「廚房」，
最好的藥物是「飲食習慣」，
最好的治療是「持續養生」。
這也是自古流傳至今的中醫基本概念。

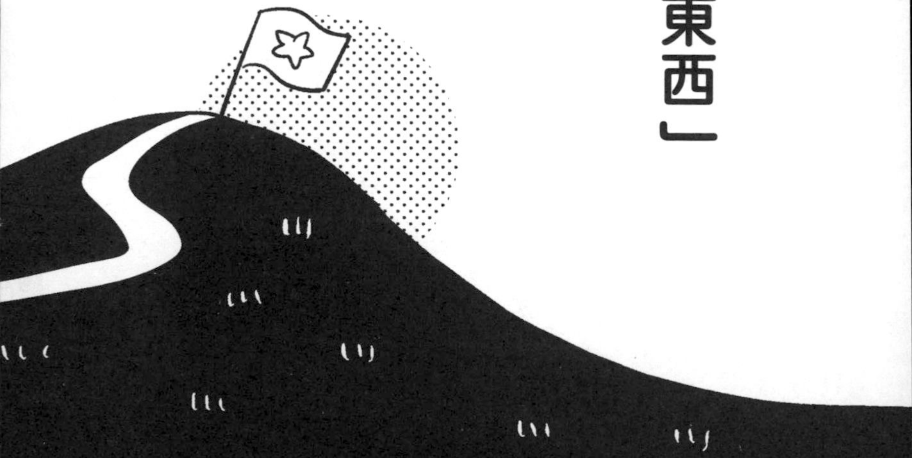

「飲食，是維持人體生命活動
最低限度且最必要的一件事。」

這是中國明朝的養生大師——高濂留下來的一句話。
光從這句話來看，大家就能了解日常的飲食有多麼重要了吧！
假設飲食是「一日三餐」，
一年最少會吃一千零九十五餐。
要說我們的身體是由吃下肚的食物所組成的也不為過。
吃下一千零九十五次「注重養生的一餐」，
與吃下一千零九十五次「不注重養生的一餐」，
一年後的身體狀態想必不會一樣。
不管怎麼想，以注重養生的食物所組成的身體，
肯定會比較健康。
微不足道的小事累積一整年後，就會拉出極大的差距。

這些累積下來的健康，將會成為你的寶貴財產。

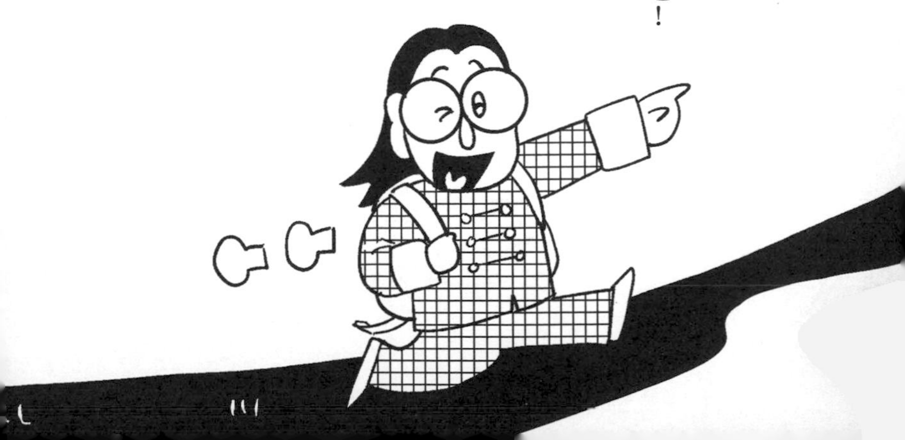

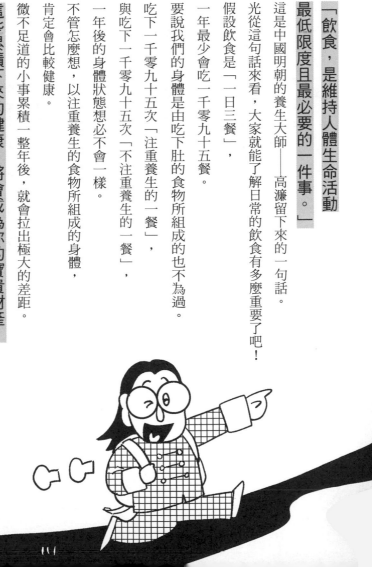

在「用藥」之前，請三思

中醫和西醫最大的不同點，就在於「食療養生」這個概念。

我感覺，西醫注重藥物大於飲食。感冒藥、止痛藥、瀉藥、便祕藥、胃藥……應該有很多人家裡都常備著這些藥物吧？另一方面，也有許多人不具備中醫相關知識，卻不明所以地認為中藥對身體好，

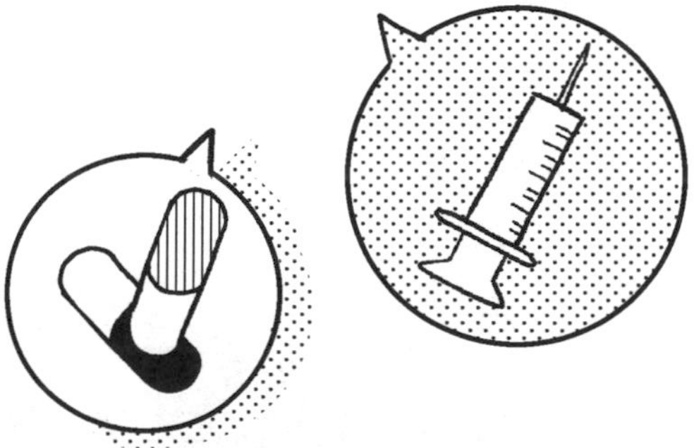

而一天到晚服用中藥。

這些事情其實都必須多加留意。
中醫是這麼形容藥物的：
「是藥三分毒。」
這句話是什麼意思呢？
意思就是，只要是藥，或多或少都帶有毒性。
因此，西藥就不用說了，
就算是對身體有益處的中藥，
也不建議長期服用。

身體感覺到不對勁的時候，
不要馬上依賴藥物，重新審視平常的飲食，
積極改善生活習慣才是聰明的作法。

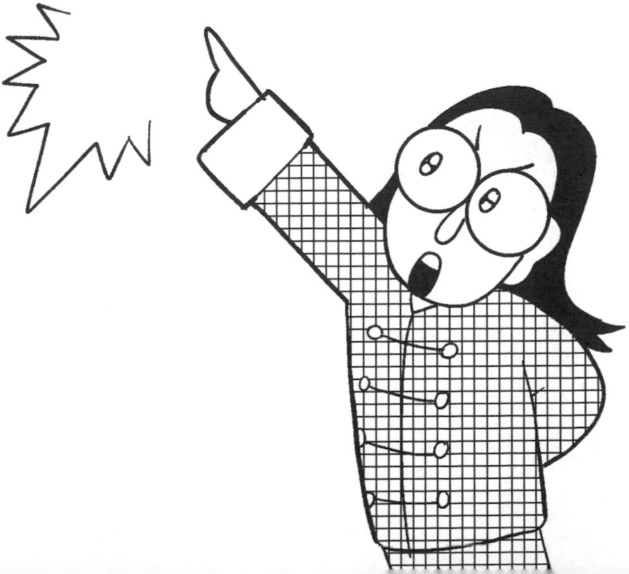

以「食材本身的性質」為藥
──中醫的逆向思考

中醫裡有句話叫「藥食同源」。

意思是，每種食物都有自己的屬性和功效，因此可以把食物當作藥。

接下來將為各位介紹在《神農本草經》中，被歸類為上品（無毒，長期服用對身體也沒有害處，可以滋養生命）的藥。

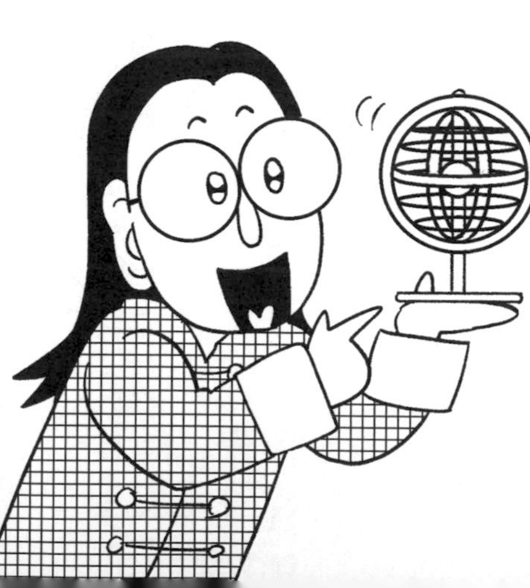

其中有許多都是食物。
例如米飯、紅棗、
薑、杏仁、百合根、核桃、
蜂蜜、蒜頭、西瓜等等。

這就表示，
我們平常在吃的東西其實也具有療效。

其實，我們經常在無意識中
配合季節和身體狀況進食。
舉例來說，我們覺得冷的時候會喝薑湯，
夏天會吃西瓜消暑，
天氣乾燥時會喝蜂蜜滋潤喉嚨。

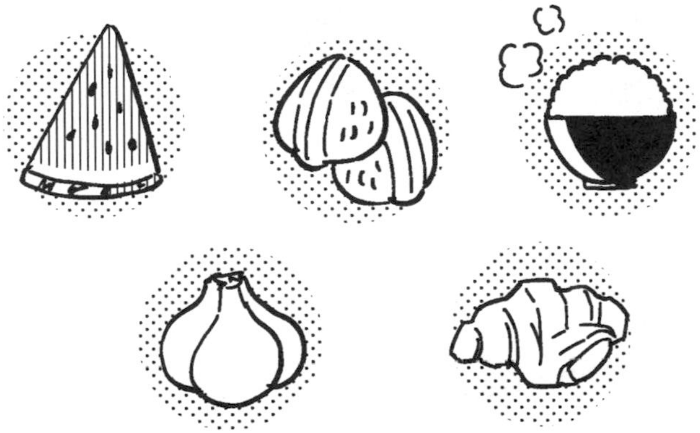

這些都是實實在在的中醫食療養生。

很多人一聽到「食療養生」就下意識認為「好像很困難」，其實根本不用想這麼多。

若是有發現什麼可以在日常生活中實踐的事情，就試著做做看吧！

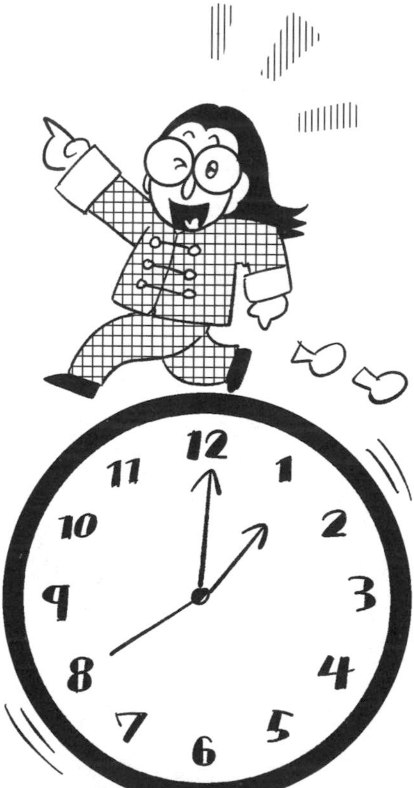

首先要留意食材屬於「寒性」還是「溫性」

接下來要介紹在食療領域中，最具代表性的性質。
食物的性質大致可以分為以下三個類別。

・會使身體冷卻的性質（寒性）
・會使身體暖起來的性質（溫性）
・兩者皆否的性質（平性）

其中最需要注意的是寒性食物。

寒氣會使腸胃衰弱！

尤其是本來就屬於寒性體質、體溫偏低的人，或者是經常拉肚子、軟便、容易脹氣的人，要小心別吃太多寒性食物！

寒性食物清單

冰水、所有的生食、小麥、大麥、蕎麥、薏仁、綠豆、豆芽菜、豆腐、芹菜、菠菜、竹筍、白蘿蔔、蓮藕、冬瓜、小黃瓜、櫛瓜、苦瓜、番茄、茄子、蘑菇、香蕉、柿子、蜜柑、葡萄柚、橘子、梨子、枇杷、奇異果、西瓜、螃蟹、貝類、昆布等等

溫性食物清單

糯米、洋蔥、韭菜、蒜頭、茴香、蔥、薑、南瓜、桃子、櫻桃、龍眼、荔枝、石榴、椰子、核桃、紅棗、栗子、松子、羊肉、雞肉、海參、蝦子、鰻魚、黑糖、酒、醋、山椒、八角、胡椒等等

平性食物清單

常溫水、白米、玉米、紅豆、蠶豆、黃豆、黑豆、豌豆、白菜、萵苣、胡蘿蔔、芋頭、地瓜、馬鈴薯、山藥、黑木耳、香菇、白木耳、梅子、檸檬、葡萄、銀杏、蓮子、花生、葵瓜子、南瓜子、豬肉、牛肉、鴨肉、花枝、干貝、牡蠣、蛋、鵪鶉蛋、砂糖、冰糖、蜂蜜等等

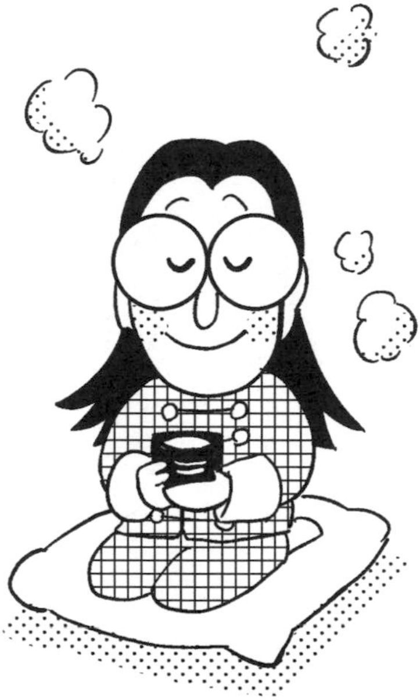

日本人多「體寒」的原因——為什麼要在飲料裡加冰塊？

在外用餐時，跟店家說：「請給我一杯水。」店家會端出什麼呢？在日本或是全球各地的日式餐廳，大多都會提供客人一杯加了冰塊的冰水。

說實話，剛來日本的時候第一個嚇到我的，就是這個「冰塊水」！

「什麼？要喝這個？」

在香港吃外食，店家幾乎百分之百都會提供熱茶或白開水。像日本一樣提供冰水基本上是不可能的，簡直就是天方夜譚。

「有沒有搞錯！」給香港人送上冰水的話，可是會被如此怒罵的。

我認為，喝冰水可能就是造成日本許多人體寒、體溫偏低、腸胃功能不佳的原因之一。

讓我們一起提升日常生活的健康意識，多喝沒有經過冰鎮的常溫飲品吧！

「可是夏天好熱，就是想喝冰涼的飲料嘛！」

大家可能會這麼想。

不過即使在夏天，只要有得選，我也都會點熱紅茶，而非冰咖啡。

香港屬於南國，和四季分明的日本不同，一整年氣溫都偏高，即便如此，偏好熱飲或常溫飲品的香港人還是占大多數。

「抗老保養」＝「腸胃保養」

當然，香港人還是會喝冷飲的。

這其實與年齡有關。大概在二十五歲之前，香港人還是會若無其事地喝冷飲，但過了二十五歲就漸漸不喝了（愛喝酒的人除外）。

這樣的現象在香港女性身上尤為明顯。

因此，香港有很多素顏美女！香港女性上的妝比日本人要淡，要是氣色不好，本來能獲勝的戰鬥也會輸掉，所以她們大多都非常注重食療養生。

但不可否認的是，香港喜歡喝熱飲的人真的很多。我想日本人也一樣會隨著年齡漸長，越來越注重抗老保養，香港人也是因為同樣的原因才特別注重腸胃保養，所以

大多數的人都「不喝冷飲、不吃冷食」。

如何成為「凍齡」美女？

不諱言，香港有很多演員、模特兒及藝人等女性名人都是「凍齡美女」。換句話說，就是外表看起來比實際年齡更年輕貌美。

周慧敏、黎姿等人都是很有代表性的例子。

順帶一提，我們用來形容不老美女的「凍齡」一詞，就是彷彿時間凍結、年齡不會增長的意思。

「請問妳保持年輕的祕訣是什麼？」如果這樣問，她們通常都會提到紅棗茶、當歸茶、枸杞茶等等的藥草茶。

當然，是在溫熱的狀態下喝。

只要在日常生活中少喝冷飲、少吃冷食，你就會發現不只身體變好，連外貌也會有所改變。

千萬不要小看日積月累的力量！

乍看之下非常健康的生菜沙拉其實藏有「意外的陷阱」

說到飲食，還有另一件事讓剛來到日本的我非常震驚，那就是經常食用生冷食物的習慣。

例如，受到西方飲食文化影響的生菜沙拉。

前面曾提過許多日本人體質虛寒、腸胃功能不佳，其實除了喝冰水外，我認為常吃生菜沙拉也是原因之一。

以前我曾看過一位日本朋友一邊說著自己體質虛寒，一邊若無其事地吃著生菜沙拉，令我驚訝不已。

「吃這種東西，會讓身體寒氣更重的！」

「什麼？我想說吃菜對身體好，所以一直很努力吃菜耶！」

要是在中醫觀念普及的香港，根本不可能會發生這種事！

當然，吃生菜總比完全不吃蔬菜要好，不過要是天天都吃生菜沙拉，可能會因為身體受寒導致不適，務必多加注意。

「未經加熱的食物」會使身體受寒

香港幾乎沒有食用生菜沙拉的文化，因為生食會使身體虛寒，這部分在140頁會進行更詳盡的說明。

在香港提到沙拉，基本上都是指水果沙拉。我們大多都是把蘋果、梨子、無花果、哈密瓜、鳳梨等各種水果切成一口大小，配著美乃滋和檸檬汁吃。

而且，也不會把水果弄得冰冰涼涼。

香港人都吃常溫的水果。

更何況，我們通常都是在吃了油炸或辛辣的食物，或是烤肉這類又熱又油的食物之後，才會吃水果沙拉解膩。

這是因為，水果具有冷卻的效果（寒性）。

由於烤肉和辣味食物屬於熱性，吃了這類食物後，需要吃寒性的水果來降火，中和體內的熱。

這部分也是運用了「食療養生」的智慧呢！

把寒性的水果變成香甜美味的「養生甜點」

曾經有人這樣問我：

「我超愛吃水果，可是又想盡量少吃寒性食物。該怎麼辦呢？」

其實只要多下一點點工夫就行了。

想吃水果的時候，

不要直接吃從冰箱拿出來的冰冷水果，

請事先從冰箱拿出來，放置三十分鐘，

退冰到常溫再吃。

也很推薦把水果用微波爐或烤箱加熱一下再吃。

水果雖然性寒，
不過只要多加一道工序，
就可以緩和它的寒性，
變成有益健康的養生甜點！
我會介紹幾道食譜給大家，
吃的時候小心燙口喔！

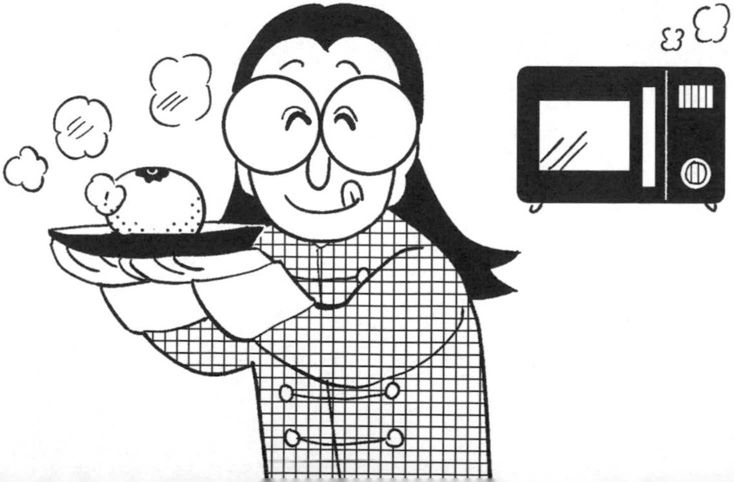

烤蜜柑

蜜柑連皮一起放進烤箱，烤到表皮微焦。溫度和時間依烤箱款式而異，請自行觀察情況，調節火力吧！

烤香蕉

香蕉連皮一起放進烤箱，烤到皮變成黑色。火力也請自行調節。要是體質虛寒，在烤香蕉上面灑點肉桂粉會更好。

烤柿子

切除柿子的蒂頭部分，並在果肉上劃三至五刀。接著連皮一起放進烤箱烤。烘烤時間會依柿子大小而異，不過大約是八至十二分鐘。

蒸梨子／蒸蘋果

切除梨子或蘋果的蒂頭，去掉中間的芯。接著加入冰糖或黑糖以及枸杞。最後裝進耐熱容器蒸一小時就大功告成了。覺得用蒸的太麻煩的話，也可以放在耐熱盤上微波三到四分鐘就好。

淋上蜂蜜會更美味。

要多留意外食常出現的「油炸食物」

上一節介紹了加熱水果的調理方法。以藥膳的角度來看，調理方法也有性質之分。

溫熱性

炸、煎、炒

平性（不會使身體燥熱或寒涼）

煮、燉、蒸

○寒涼性

涼拌、生食

例如，有口臭或喉嚨發炎、燥熱等症狀的人在外用餐的時候，盡量不要選擇炸、煎、炒的料理，建議選擇燉煮、清蒸料理。

推薦「燉煮、清蒸料理」

「吃油炸食物可以溫暖身體？」讀了前述內容後，可能會有人這麼以為。但是，油炸這種溫熱性料理已經到了「火毒」、「熱毒」的程度。根本不是「溫暖」這種溫和的等級。

請把它想像成是一種「毒」！

因此，體寒的人就算一直吃油炸食物，也無法溫暖身體！還可能會引起痘痘或發炎。

以我為例，我在外面用餐時，基本上都選擇炒、煮、燉的料理（偶爾還是會吃炸雞、天婦羅蓋飯等油炸食物啦）。

其實嚴格來說，快炒料理最好也盡可能避免，但是這麼一來選擇就會少很多，所以對我來說快炒還算勉強及格（這只是我個人的標準）。

你是熱性體質還是寒性體質？了解自己的體質

讀到這裡，各位應該已經了解到，盡量少吃冷食這類會帶給腸胃負擔的食物有益身體健康了吧！

所謂的腸胃，就是中醫說的脾胃。

在第1章和第3章我曾稍微提及，腸胃（脾胃）是被稱作「後天之本」的重要臟腑，要特別留意別使腸胃過度消耗、過度疲勞。

而在進行食療養生之前，必須先了解自己的體質。

體質其實有更加精細的分類，但為了讓讀者可以簡單地自己判斷體質，這裡僅列出常見的中醫「兩大特徵」。

熱性體質

- □ 喜歡並常吃冰涼的食物
- □ 容易口乾舌燥，口臭嚴重
- □ 怕熱
- □ 容易臉紅，有時會連耳朵都變紅
- □ 易怒、沒耐性、經常情緒爆發
- □ 小便量少且色黃
- □ 容易便祕，或是大便乾燥、呈顆粒狀
- □ 舌頭呈紅色，舌苔呈黃色

有一半以上符合的人！你很可能是屬於熱性體質（身體易累積熱氣的體質）！小孩子或正處於成長期、青春期的人大多都是這種體質。

如果你屬於熱性體質，就要留意多攝取可以降火氣的寒涼性食物。

寒性體質

□ 怕冷，或是經常手腳冰冷
□ 不太會想要攝取水分
□ 懶得說話或採取行動，總是沒什麼精神
□ 臉色青白，沒有血色
□ 精神容易疲勞，容易想太多
□ 容易拉肚子或軟便，小便量多且顏色接近透明
□ 容易疲勞
□ 舌頭顏色很淡

如果很多項目都符合，那你很可能是屬於寒性體質（氣血不足，非常難以產生熱能和能量的體質）。女性和老人多屬於這種體質。

由於很容易出現身體機能低下的狀況，要特別注意別讓身體變得更寒涼。

如果你兩邊都不符合，身體也沒什麼地方不舒服，就代表熱性和寒性處於良好的平衡狀態。

只要了解「食材搭配」，即使是會導致體寒的生食也能健康享用！

我想告訴大家一件事。

雖然吃生食會使身體虛寒並造成腸胃的負擔，但我認為沒必要完全禁止食用生食和冷食。

只要減少吃的次數或頻率就好了！

也可以搭配有溫暖身體功效的溫性食物一起吃，讓「寒涼」和「溫熱」取得平衡！

舉例來說，日本有吃生魚片的文化。吃生魚片時，大家都會搭配紫蘇、薑和芥末，對吧？

其實，紫蘇、薑和芥末都屬於溫性，不僅可以中和生魚片的寒涼，還有殺菌、解毒的作用。

自古以來，日本就擁有著用心考量食材搭配的飲食文化。

我認為它值得被好好保存下去！雖說如此，現在世界各國文化互相交融，大家漸漸地不再注重食材搭配和食療養生了……。請大家用餐時務必參考126頁的清單！

「藥膳」並不是什麼特別的東西！——長髮中醫師的想法

在本書中，基本上都把「食療養生」和「藥膳」當成一樣的東西。

順道一提，我是在來日本之後才開始頻繁聽到「藥膳」一詞。住在香港的時候我從來沒聽過「藥膳」這個詞，所以一開始十分困惑，後來我才知道：

「啊，原來我一直以來在香港吃的東西被冠上了『藥膳』這個名字。」

（不過最近香港也開始使用「藥膳」一詞了）

我在 Google 上查詢「藥膳是什麼」之後，找到了「藥膳是中醫的療法之一」這個答案。

藥膳是在了解食材本身功效的前提之下，花費心思搭配食材而做出的料理。例如使用紅棗和枸杞等中醫藥材或調味料……給人一種門檻很高的印象。

因此，我想可能有許多人對藥膳抱有「好像需要豐富的知識、花很多心思」或「是不是需要使用珍貴的高價藥材？」等等的想像。

不過我覺得，這種形象也有可能是為了商業利益而打造出來的。

藥膳絕對不是如此狹隘的東西。要我說的話，

藥膳是生活的一部分。

其實，我們平常吃的東西也稱得上是「藥膳」！

具體來說是怎麼樣呢？接下來就為各位說明！

在日常飲食中加入「藥膳」，只需要一點小工夫

我常常從獨居人的口中聽到自己煮飯很麻煩、一人份的餐點很難做等意見。

我認為有時候外食或購買現成的熟食來吃也無妨，這些東西也可以變成藥膳（雖說如此，食品添加物還是令人不安，我都會盡量避免加工食品……）。

是否有意識地挑選能影響健康的食物，這一點套用在外食和現成熟食上也是一樣的。

舉例來說，要是晚上吃了重油重鹹的東西，隔天的早餐和午餐就吃清淡一點，即便是吃外食，也可以藉此取得平衡。

像這樣的調整馬上就可以做到，不是嗎？還有：

- 疲憊的時候，選擇可以補氣血的蛋料理或肉料理。不吃糙米，改吃白米。
- 肚子不舒服的時候，不要吃生菜沙拉或生魚片這類生食。
- 因為消化不良而腸胃疲勞的時候，就吃容易消化的稀飯。
- 夏天就吃可以降火氣的小黃瓜、芹菜、苦瓜。
- 前一天吃了油膩的東西，隔天就吃味道清淡、易消化的食物（和食、熱的蔬菜、清蒸料理、燉煮料理等）。
- 選擇使用當季蔬菜的餐點……

如此這般，只要在選擇食材的時候稍微多想一下，或是在外食的時候選擇符合自己身體狀態的餐點，就可以把飲食變成藥膳。

即使不使用紅棗或枸杞入菜，也沒有任何問題。長髮中醫師認為，只要是「考量自己身體狀態而做的料理」都是藥膳！

簡言之，

能否把每天的飲食變成藥膳，就取決於你的一點點「留意」。

不用把這件事想得太複雜！

當然，最重要的前提是要了解各種食材的功效。請大家多多參考126頁的「寒性」、「溫性」、「平性」食材清單，以及157頁起介紹的季節推薦食材！

港式煲湯養生法

香港人非常注重食療養生，所以我們每天的飲食中不能缺少藥膳湯。就算沒時間，也會做點簡單的蔬菜湯。

香港的藥膳湯會放入蔬菜、帶骨豬肉、紅棗、山藥、梨子、蘋果……等各式各樣的食材（這當然也是依季節變換）。由於加入了這些補氣血的食材，只要喝湯就能保持身體強健！

在外用餐也是一樣，許多店家都會免費附湯，因此生活在香港，每天都至少會喝到一次藥膳湯。

看來中醫食療的養生觀念，真是根植於香港的日常生活呢！

介紹一道在哪都能輕鬆購齊食材的湯品食譜給各位。

食材

- 玉米……………………1根
- 胡蘿蔔………………1～2根
- 帶骨豬肉（肋排等等）………150～200公克
- 干貝……………………2～3顆
- 水……………………1～1.5公升

作法

①將帶骨豬肉放進燒滾的水中汆燙1分鐘～1分半，去除雜質。
②將所有食材放進與步驟①不同的鍋子裡，加水至覆蓋全部食材。
③步驟②的水煮沸後轉小火，繼續燉煮30分鐘，就大功告成了。

這道湯有保養腸胃、補氣血的功效。有興趣的人不妨試試看！真的非常簡單。

推薦在「味噌湯」裡面加入藥膳

香港的藥膳湯雖然很棒，但其實日本也有一道非常優秀的藥膳湯，那就是「味噌湯」。味噌湯可以根據季節、身體狀況更換裡面的料，享受一整年不同時期的當季食材，是一道實實在在的美味藥膳湯！

味噌是一種「醬」，所以屬於溫性。可以溫暖身體。

而且還有補氣以及滋養腸胃、心臟、腎臟的功效，因此特別推薦給大病初癒、剛做完手術、剛生完孩子以及年紀大的人。

以季節來看的話，希望大家能在容易受寒的秋冬季，把味噌湯加入日常飲食！

好好地溫暖、滋養腸胃吧！

推薦加入味噌湯的食材

春夏

蛤蜊、茄子、胡蘿蔔、白菜、高麗菜、豆腐、山藥、豆芽菜、菠菜、番茄等

秋冬

馬鈴薯、洋蔥、青蔥、地瓜、鯖魚、南瓜、菇類、白蘿蔔、蓮藕、蛋等

寒性體質的人

洋蔥、薑、青蔥、鯖魚、鮭魚、肉類、菇類、韭菜等

胃腸功能不佳的人

山藥、地瓜、馬鈴薯、南瓜、菇類、肉類、高麗菜、鯖魚、鮭魚等

精神不穩定的人

洋蔥、青蔥、蛋、鯖魚、鮭魚、蓮子、百合根、胡蘿蔔、馬鈴薯等

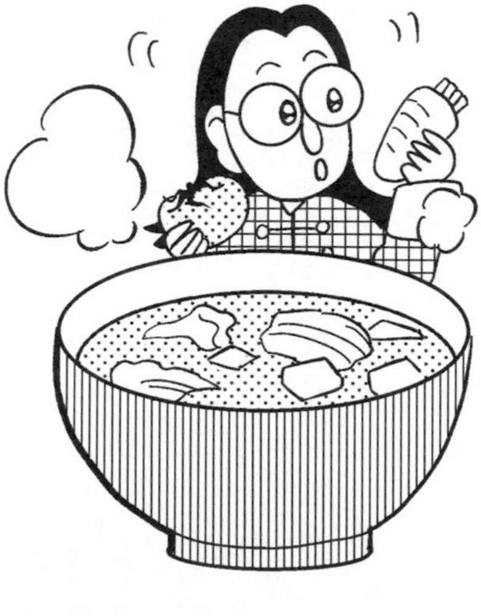

「累壞了就吃燒肉」其實大錯特錯，因為……

前面講了不少關於食療養生的事情，有些人讀了之後會以為：

「盡量多滋補就好了，對吧？」

然後開始狂吃滋補營養的中藥或保健食品。

但是，

腸胃無法消化吸收的話就沒有任何意義。

不論你為了強健身心攝取了多少滋補成分，只要最關鍵的腸胃（脾胃）衰弱，就沒辦法消化吸收。因此容易陷入一種惡性循環：氣血瘀滯，越是努力進食，脾胃的負擔愈大！

年輕人常說：「努力打拚累得半死，來吃燒肉補充精力吧！」但非常遺憾，以養生的觀點來看，實在不建議這麼做。

光是要消化、吸收肉類，就已經花費很多能量了。再加上燒肉通常調味都很重，會給腸胃帶來負擔。

因此，疲勞的時候與其吃肉，更建議簡單吃點好消化的稀飯，讓腸胃好好休息。

愈是疲憊的時候，愈要注重「休息」！

滋補確實重要，但是減輕負擔，好好休息一段時間才是首要之務。

舉例來說，可以先試著減少攝取冷食、生食、乳製品、油炸食物、辛辣食物等等。不是說完全不能吃，千萬別誤會！請跟自己的身體討論看看吧！也有其他的方法提供給大家參考。

- 試著減少「吃的量」和「次數」
- 原本一週吃五次生菜沙拉，減少到一週兩次。其他日子建議改吃燙青菜、炒青菜。
- 以往都吃優格維持腸道環境健康的話，可以試著改吃同樣是發酵食品的味噌湯或泡菜。乳酸菌可以透過保健食品攝取。

吃七分飽，細嚼慢嚥

中醫認為把肚子「吃到撐」是不好的。

可以的話，最好吃到七分飽就停。

《黃帝內經》中也有寫到「吃太多會傷害腸胃」。

這部分可以用電腦的例子來說明！

要是同時啟動非常多軟體的話，電腦就會當機，嚴重的話甚至會自動關機，對吧？

無論什麼東西，一旦超過承受範圍就會壞掉！

我們的肚子也是一樣。每餐都吃到撐會讓腸胃過勞，氣血的消耗也會加劇。

我自己是這樣估算的。看著面前的食物，感覺再吃一些完全沒問題，但是不吃也沒差的時候，大概就是七分飽。要是再繼續吃下去就會變成八分飽或九分飽，最後吃到肚子撐，因此在覺得不吃也沒差的時候就放下筷子吧！

不用害怕空腹

「這樣肚子很快就會餓了。」如果你這麼覺得，那就試著增加進食的次數。

順帶一提，我一天會吃四到五餐。

「這樣腸胃不就沒辦法休息嗎？」有些人可能會這麼想，不過我們在睡覺時間不會進食（前提是不要在睡前三小時內吃東西），所以腸胃是有好好休息到的，不用太過擔心。

順帶一提，中醫有一句話說：「食欲少而數，不欲頓而多。」意思是「吃飯要吃得少但次數多，吃到七分飽即可，多吃幾餐沒關係。不建議每次吃飯都吃到飽。」在在說明了吃太撐會「給腸胃帶來很大的負擔」。古時候的人也透過經驗深深了解到這一點。

從今以後一起多留意控制食量吧！

專欄

關於香港人愛喝的藥草茶「涼茶」

香港是一座海港城市，一年四季濕度都很高。只要遇到濕度70％的日子，電視上的氣象預報員就會說：「今天很乾燥喔～」而下雨的時候濕度也常常來到100％。

香港基本上一年到頭都是日本梅雨季的感覺，這樣說明應該就很容易想像了吧？再加上香港因為地利位置導致氣候悶熱，不僅容易造成腸胃衰弱，體內也很容易累積熱氣！

在「高濕」、「高溫」的雙重打擊下，非常容易形成濕熱，人們經常出現口臭、便祕、油性肌膚、皮膚問題、生理期問題、消化不良、食慾過剩（食慾無法停止）……等症狀。

因此，香港人隨時都很注重祛濕、退火，以及腸胃保健。

我們具體上會用哪些方法來因應呢？首先，家裡要有除濕機已經是常識了。擁有一台以上，甚至三台除濕機的家庭也不在少數。

再來，就是常喝83頁提過的「涼茶」。這是一種具有退火、除濕功效的藥草茶。

涼茶在香港的食療養生文化中算是非常有名的，許多觀光客來到香港，都會來一杯涼茶，體驗在地美味。

而觀光客喝涼茶喝壞肚子，引起腹瀉的現象也時有所聞。

這其中可能有一些誤解。我會這麼說，是因為很多觀光客在喝涼茶的時候，並不知道它的效果，所以會覺得是「喝壞肚子」……

其實這並不是「喝壞肚子」，正確來說，是為了祛濕而刻意「使人腹瀉」。

而香港人都是在了解其功效的情況下飲用，喝完之後拉肚子反而會認為很有效果，覺得「終於清爽了♪」。但是對不清楚涼茶功效的人來說，誤以為是「吃了不乾淨的食物弄壞肚子」也是情有可原……

希望讀過本書的各位在嘗試涼茶之前，先確實了解涼茶的功效。

想更了解
香港的食療養生，
請掃描此連結！

第 5 章

「順應自然規律生活」就是最好的養生法

——身體本身就擁有「再生能力」

比起「加法」，養生更注重「減法」

「要吃什麼才能改善不適症狀呢？」
「要喝什麼茶才能提振精神呢？」
「可以介紹我一些有效的中藥嗎？」
經常有人問我這些問題。
為了找回健康而採取行動
是非常棒的一件事！
但我的建議是，
在「增加」東西之前，

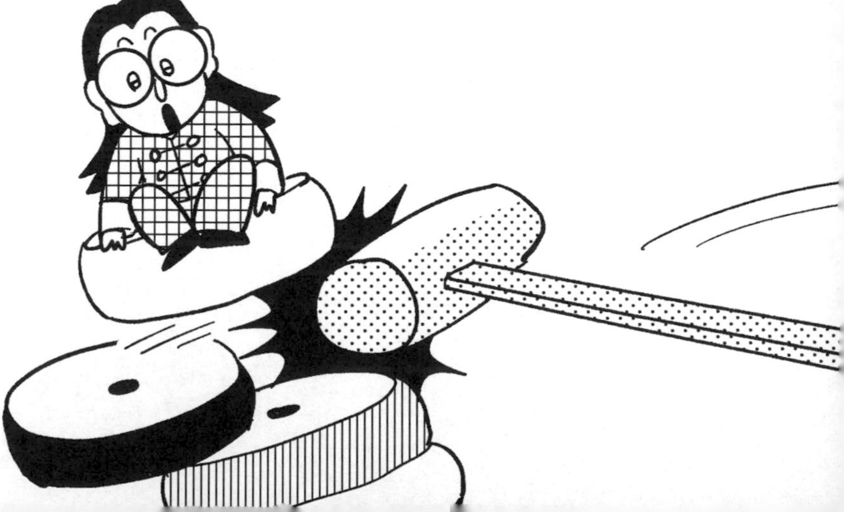

先重新檢視造成現在身體不適的生活習慣和飲食習慣，
看看可以「減少」什麼。

在養生概念中，「減法」比「加法」還重要。

而且這麼做也不用花什麼錢，
更重要的是對身體沒什麼負擔。
不適症狀通常不是突然產生的！
而是身體在日積月累的負擔中形成的。
所以檢視自己現在及過去的生活
就顯得更加重要。

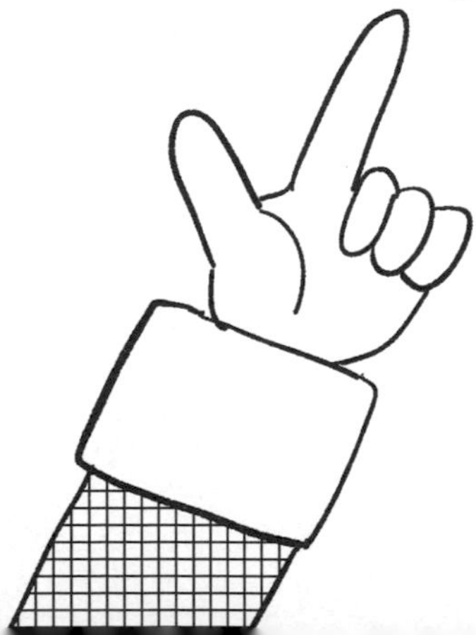

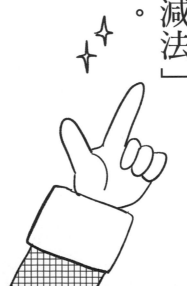

「想從現在的生活中減少的東西」清單

我從多數現代人都有的習慣中，列舉幾項建議從生活中減少的項目。

- 熬夜
- 吃太快或暴飲暴食（每餐都吃到撐也算在內）
- 吃冷食、喝冷飲
- 吃生食或乳製品、加工食品
- 努力過頭、拖著疲累的身體硬撐（過勞）
- 坐在地板上或睡在地板上
- 用眼過度……等等

很多時候只要減少這些，身心狀況就會自然而然地好轉！所以在增加東西之前，先學著減少吧！

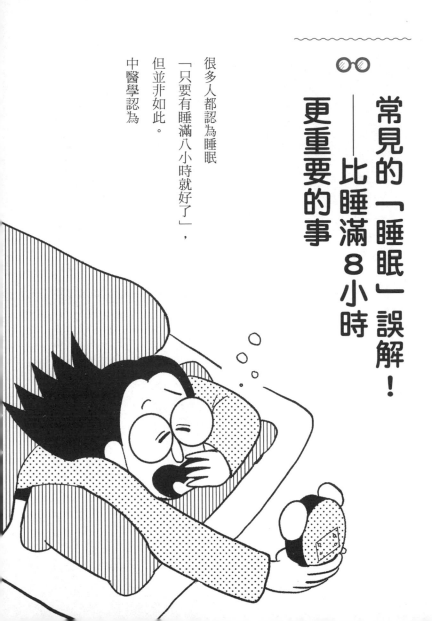

常見的「睡眠」誤解！——比睡滿8小時更重要的事

很多人都認為睡眠「只要有睡滿八小時就好了」，但並非如此。中醫學認為

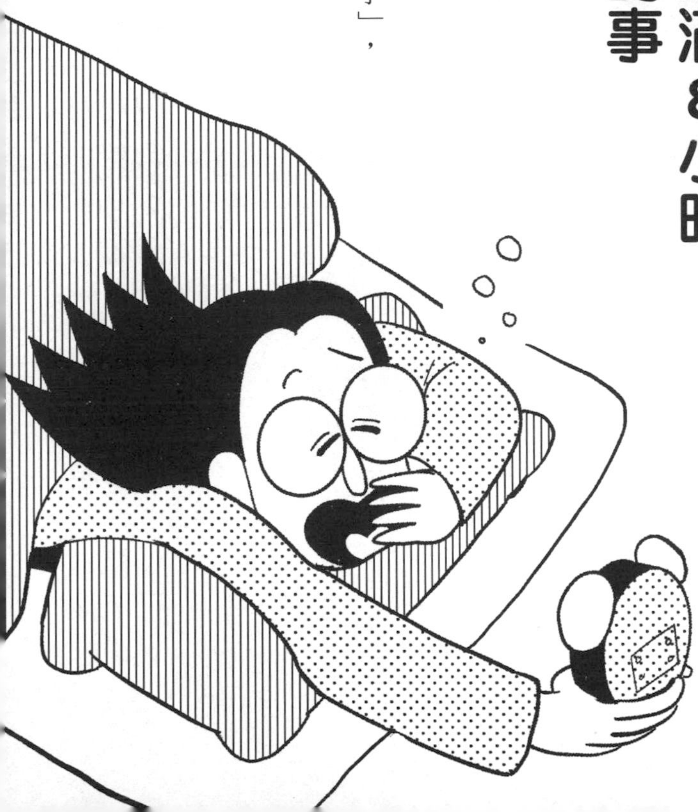

在晚上十一點前就寢意義重大！

大家就別想太多，姑且試試看吧！身體和心靈（情緒）是不會說謊的！

至於為什麼晚上十一點到隔天早上五點這段時間如此重要呢？因為這段時間身體會自我修復，補充氣血、排毒。所以，在這段時間內你是睡著還是醒著，會大幅影響隔天的身體狀況。

左頁的圖名叫「子午流注」，呈現出我們身體經絡（氣血的通道）暢通的時間，以及適合該時間帶的養生法。

我將以此為基準，介紹一整天的建議行程給各位。

子午流注

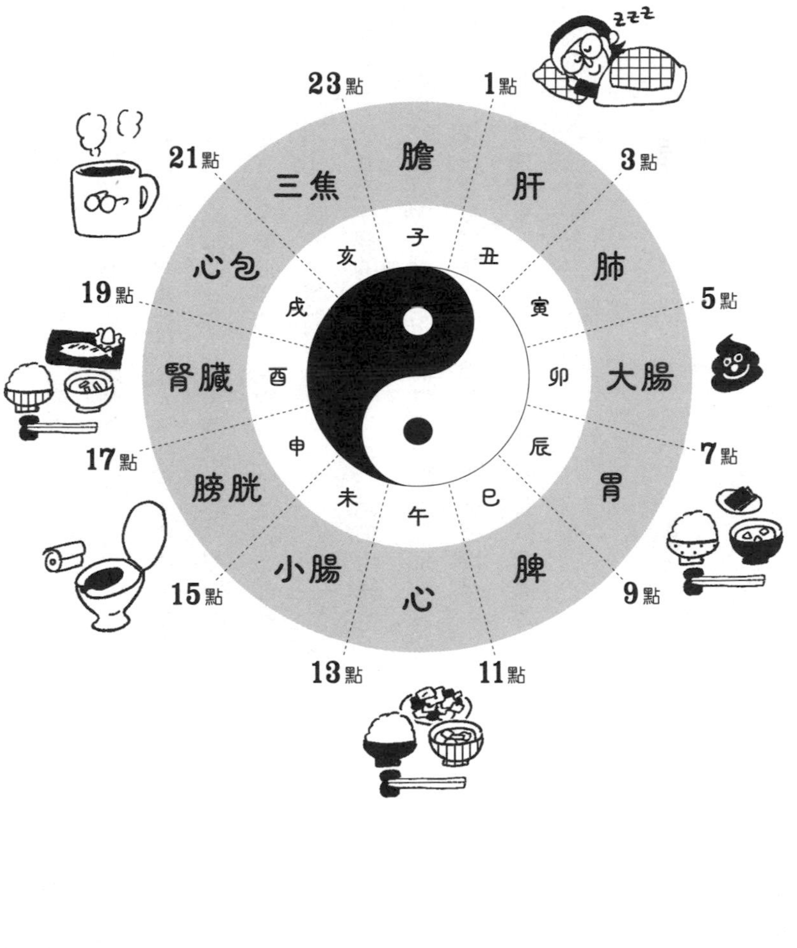
23點
1點
3點
5點
7點
9點
11點
13點
15點
17點
19點
21點
膽
肝
肺
大腸
胃
脾
心
小腸
膀胱
腎臟
心包
三焦
子
丑
寅
卯
辰
巳
午
未
申
酉
戌
亥
zzz

21～23點	靜下心，準備睡覺的時間帶。
23點～1點	建議利用骨髓造血的時間帶入睡。
1～5點	氣血流動到全身並排毒，為明天做準備的時間帶。
5～7點	適合將累積了一整晚的大便排出的時間帶。
7～9點	適合吃早餐的時間帶。胃在此時活動力最旺盛。
9～11點	消化、吸收的時間帶。
11～13點	適合吃午餐的時間帶。盡量在13點前用完餐。
13～15點	小腸活動力最旺盛的時間帶。將營養和排泄物分離。
15～17點	膀胱活動力旺盛的時間帶。排出老廢物質。
17～19點	準備結束一天的工作，適合吃晚餐的時間帶。
19～21點	適合紓解壓力的時間帶。

「順應節氣生活」的建議——根據季節的變化，養生法也會改變

在一年當中有四季變換。有時冷、有時熱，有時下雨、有時乾燥……面對氣候或天氣的變化，中醫認為養生的方式也要隨之改變。因為，

身體是宇宙和大自然的一部分，當季節變換，身體狀況也會跟著改變，所以養生法的重點也會隨著季節有所變化。

港台兩地都非常重視的「二十四節氣」

我會從這裡開始說明季節養生。

香港與台灣屬於一年四季都濕熱的氣候，四季不分明。基本上也沒有梅雨季的分別，因為一整年的濕度都像梅雨季一樣高。

另外，除了新曆和農曆之外，華人文化圈中，如香港與台灣，還會使用二十四節氣這個曆法。

且時至今日仍非常重視這個自古傳承的曆法。不僅有配合二十四節氣的傳統菜餚，也習慣食用符合節氣的食材，以藥膳知識的觀點來看，這是非常合理的。

且宇宙萬物其實都擁有相近的脈絡，若大家能在接下來的內容中與自家文化連結、發現其中的共通點，我將感到非常榮幸。

二十四節氣

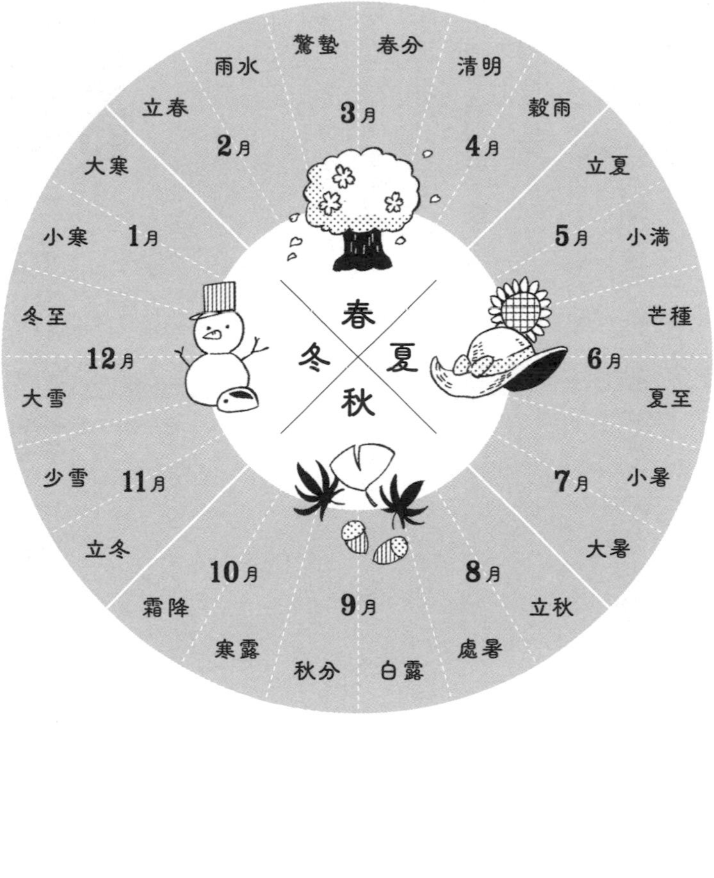
春
夏
秋
冬
立春
雨水
驚蟄
春分
清明
穀雨
立夏
小滿
芒種
夏至
小暑
大暑
立秋
處暑
白露
秋分
寒露
霜降
立冬
少雪
大雪
冬至
小寒
大寒
1月
2月
3月
4月
5月
6月
7月
8月
9月
10月
11月
12月

春天是「疏泄」與「排毒」的季節

春天包含了立春、雨水、驚蟄、春分、清明、穀雨六個節氣。

「立春」的那一天，是生肖替換的開始，通常也在「農曆新年」前後，香港過新年時有個習俗，就是要和家族親戚一起吃飯。

而春天是「發陳」的季節，

發意指「疏泄」，陳意指「老舊」。

換句話說，就是把冬天這段期間累積在體內的老廢物質排出體外，進行排毒、循環的季節。

因此，建議多攝取溫性、具有疏泄作用的食材，例如雞肉、薑、大蒜、生白蘿蔔、洋蔥、芹菜、韭菜等。

食用這些具有疏泄作用的溫性食材，可以去除冬天的寒氣，排出體內的老廢物質。

春天還會遇到「清明節」這個掃墓祭祖的節日。清明是會開始大量降雨、濕氣逐漸升高的時期。

此時要特別留意祛濕，以及滋養脾胃和肝。

民間習俗清明節要吃蛋，除了象徵祖先庇佑後代子孫圓滿，也傳說在這個時候吃蛋，接下來的一整年都不會為頭痛所苦。

除此之外，這時節我們也經常食用薑、山藥、白蘿蔔、地瓜、芹菜、豆芽菜、竹筍等食材。

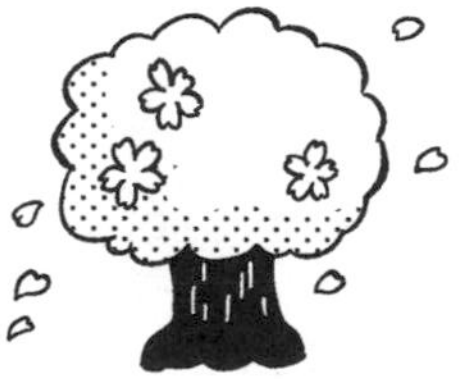

吃「紅色」食物可有效預防中暑

夏季包含立夏、小滿、芒種、夏至、小暑、大暑六個節氣。在芒種前後，華人文化有一個重要的節日——「端午節」，依據傳統習俗，我們會在這天吃粽子。

粽子是用糯米做成的。糯米有溫暖身體、滋補腸胃的功效，能改善食慾不振和腹瀉，是非常推薦大家在夏天食用的食材之一。但由於口味偏重，要小心別因為好吃而吃過量。

再者，夏天濕氣較重，是蚊蟲容易孳生的季節。因此華人還會將具有殺菌、抗菌作用的艾草加入料理或做成麻糬享用，如香港的清明仔即是台灣的草仔粿。艾草還具有補陽氣的功效，很適合在常吃冷食冷飲的夏天攝取。

另外，夏天務必留意多吃紅色食材，以滋養心臟。例如番茄、紅棗、櫻桃、西瓜、紅豆等。

夏天容易使人情緒高亢、難以冷靜，所以養好心臟才能常保健康。

在乾燥的秋天，多補充有滋潤效果的「白色食物」

秋天包含立秋、處暑、白露、秋分、寒露、霜降六個節氣。

在華人文化圈的秋天會遇到「中秋節」。依據傳統習俗，我們會在這個節日吃月餅。以前的月餅多由五穀雜糧、堅果等材料製成，擁有滋養腸胃、潤肺的功效。

在香港除了月餅之外，還會吃包花生餡和芝麻餡的麻糬。麻糬可以補氣，而花生和芝麻也是具有潤肺功效的食材。

為什麼要在秋天多吃具有滋潤效果的食物呢？因為秋天較為乾燥。

另外，也能多吃芋頭！吃芋頭可以補充在夏天消耗掉的精力和氣，還能潤肺！

白色的食物具有潤肺的功效。

所以非常推薦大家在秋天攝取白木耳、梨子、白芝麻、蜂蜜、豆腐、山藥等食材。

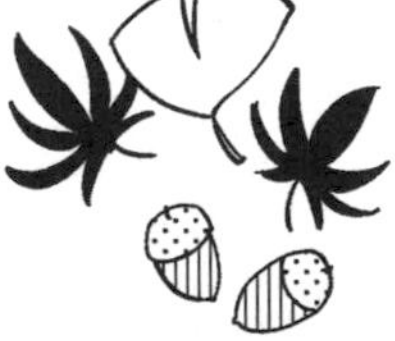

冬天建議食用補腎的「黑色食物」

冬天包含立冬、小雪、大雪、冬至、小寒、大寒六個節氣。華人非常重視「冬至」，香港甚至有句話說：「做冬大過年。」（意指「冬至比新年更重要」）因此在這個時期，我們通常會補冬或是吃象徵團圓的湯圓。此時我們常吃的食物有雞肉、蝦子以及黑芝麻湯圓。雞肉屬於溫性食物，又能補氣，很適合在冬天食用。蝦子有補腎、養陽氣的功效，也非常適合冬天！

在日照時間較短的冬天，體內陽氣潛伏，陰氣漸盛。更因為寒冷的關係，使得下半身容易受寒，保持健康的訣竅就是滋養代表著生命力的腎。

因此冬天最好多吃養腎的「黑色食物」。我們也是因為這樣才吃黑芝麻湯圓。

順帶一提，吃湯圓的時候一定要吃偶數！因為吃偶數代表「圓滿」的意思。單身的人請特別留意，傳說在冬至吃進偶數湯圓的話，就會找到理想的另一半喔！

其他冬季的推薦食材還有牛肉、羊肉、地瓜、花生、黑豆、桑葚、紫米、栗子、肉桂等。

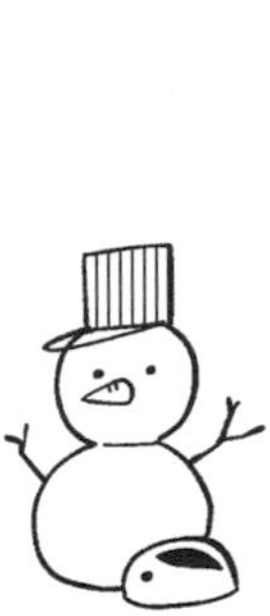

下雨天少吃一點「甜食」

遇到下雨天，我一定會提醒大家「小心濕氣」。例如不要放任衣服處於淋濕的狀態，要立刻用乾毛巾擦乾；要是襪子濕了，也最好趕快到便利商店買乾的襪子換上……等等。因為，

中醫有一句話說：「濕為萬病之源。」

防範濕氣就是如此重要的一件事。因為中醫認為，濕氣會造成腸胃衰弱。
濕氣要是留在體內，會造成腸胃衰弱、氣血循環不順、身體的機能運作下降，導致食慾不振、消化不良、便祕、長痘痘、皮膚病、憂鬱……等各式各樣的不適症狀。

濕氣高的日子要減少「砂糖」的攝取

砂糖具有吸水的特性，而且吸收水分之後會變得有黏性。想像看看，那種黏呼呼的物質堆積在體內，是不是非常恐怖？

當體內充滿黏性物質，會阻礙血水循環和水的代謝，造成大麻煩！

下雨天的時候已經很容易受到外界濕氣影響了，因此在這種濕度高的日子，最好不要再吃含有大量砂糖的甜麵包、鮮奶油、冰淇淋等甜食。

「心理健康」與「濕氣」的意外關聯

另外，中醫認為要是腸胃不好，人就容易胡思亂想。想太多或在意太多事情的話，會對心理帶來負擔。

為了常保腸胃健康，要避免攝取過多乳製品、冷食冷飲、使用人工甜味劑的食物、油炸食品等重口味、負擔大的食物。

尤其是會在體內製造濕氣的乳製品，一定要特別注意。

順帶一提，我已經決定不再喝牛奶和吃優格了。

除了房間之外，身體也需要「除濕」

濕氣就像雨水一樣，如果從外部入侵體內，體內就會產生濕氣。

這裡介紹幾種防止濕氣入侵的方法給大家。

- 不要躺在地板上，也不要坐地板（即使是榻榻米也盡量避免）
- 少吃乳製品
- 少吃冷食冷飲
- 少吃人工甜味劑

・少吃炸物及油膩的食物

・不要長時間待在濕氣重的環境

下雨天容易累積濕氣，要比平常更注意飲食。

具體來說，請減少攝取乳製品、使用人工甜味劑的食物、油膩的食物、冰冷的食物、生食。

不要躺或坐在地板上

各位是否對於不可以躺或坐在地板上這件事感到疑惑呢？

日本自古以來就有將被褥鋪在地板上睡覺的文化。

不過，我認為這個大前提是「鋪在榻榻米上」。千萬不可以在木頭地板上如法炮製！

因為榻榻米是具有除濕功效的。在榻榻米地板還是主流的時代，睡在地板上尚不成問題，但是……

現在的家庭使用木頭地板的比例，壓倒性地高於榻榻米！

地板其實是濕氣匯聚的地方。濕氣重的日子若沒有開除濕機，地板就會濕濕黏黏的。

要是在積滿濕氣、濕濕黏黏的地板上鋪被褥睡覺，會發生什麼事呢？

濕氣會入侵身體，導致體內也變得像地板一樣濕濕黏黏的！

雖然一時半刻還不會造成問題，但要是長期在地板上鋪被褥睡覺，身體就會出現沉重倦怠、食慾不振、消化不良……等明顯的不適症狀。

因此建議大家盡量睡在床上！如果沒辦法的話，至少在地板和被褥之間鋪一張除濕墊，並開著除濕機睡覺。

專欄

順應二十四節氣的民間習俗和飲食介紹

就如同本章所介紹的，香港與台灣非常注重二十四節氣，也有許多配合節氣食用的食物。現在就為大家介紹兩個香港的古老傳説，據説這就是前述那些風俗習慣的由來。

前面提過，香港的春天有「清明節」，是一個要去掃墓祭祖的節日。在香港，大家都説「清明節」要吃蛋。

而吃蛋的原因來自一則傳説。

以前，有一名叫神農氏的人來到了一座港口。他看到港口的漁夫們異口同聲地抱怨海風吹太多導致頭痛，為此苦惱不已。

其實神農氏是一名被稱為「藥王」的偉大人物，他親自嘗過一百種以上的藥草，驗證其功效。

神農氏想幫助那些漁夫，於是做了藥給他們吃，但仍然無法緩解他們的頭痛。

後來某天，神農氏碰巧在山上撿到了蛋。他把蛋拿給漁夫吃後，他們的頭痛馬上就痊癒了！

因此，後來才出現了**「在清明節吃蛋可以讓你一整年都不頭痛」**這樣的說法。

另外，之前也說過我們夏天會吃粽子。這也是來自於歷史上的一段軼事。

春秋戰國時代，有一個人名叫屈原。他是楚國的詩人，也是一名士大夫。

某次，屈原發現秦王想要將自己的君主楚王誘騙到秦國暗殺，於是慌忙前去警告楚王，但是楚王不相信屈原的話。不僅如此，他還認為屈原說謊，把屈原流放到楚國的郊外。

後來，楚王果真被秦王暗殺了。這件事也傳到了屈原耳裡。

屈原悲嘆自己沒能守護君主，於是縱身跳進滿是凶猛魚群的江水中。

郊外的民眾被屈原所感動，試圖要去救他，於是將粽子投入江中，防止殘暴的魚群

專欄

啃食屈原！

但是……一切都已經來不及了。

據說自此之後，就有了在屈原投江的五月五日吃粽子的習俗。

第 6 章

透過中醫養生，跟「疲憊的心」說再見！

——心理方面的問題更應該交給中醫

「內在」的問題會顯示於「外在」——意外容易被忽略的事情

中醫認為身體表面上的不適是內在狀態的表現。

內在指的不只是臟腑的狀態，還包括情緒、感情、壓力……等等。

透過食療養生或中藥、穴道按摩等方法，確實可以調整臟腑的狀態，

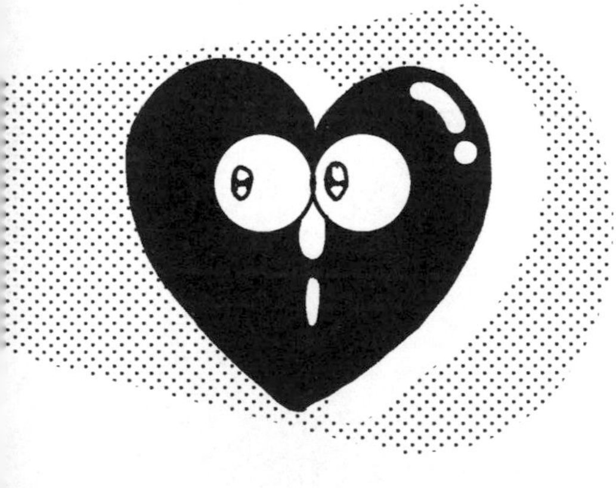

但是要維持整體平衡的健康狀態，
我們一定得面對自己的內在，
也就是情緒和感情。

情緒和感情會對臟腑造成影響。
所以當一個人長期積蓄壓力、
充滿煩惱、心情憂鬱，
過一陣子會體現於食慾不振、消化不良、
失眠……等等肉眼可見的症狀。
因此，無論是體力上，
還是精神上，

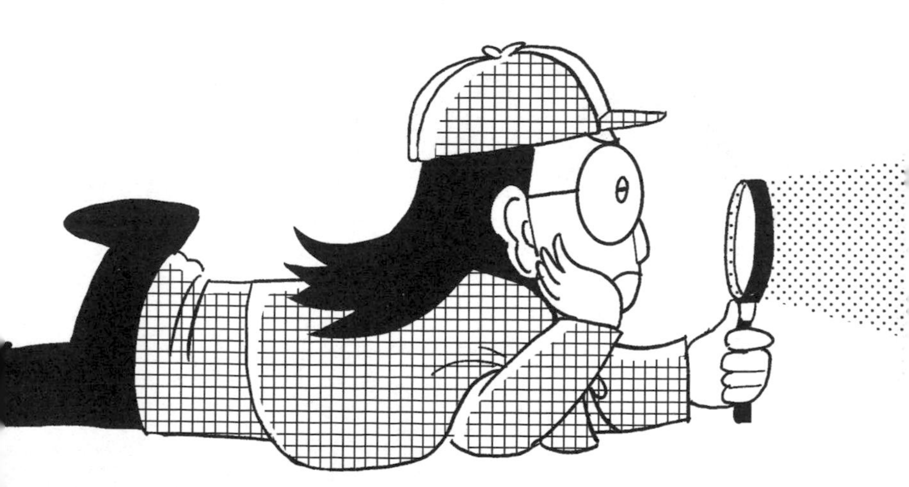

都不要過度勉強，要好好珍惜自己。

我經常這麼想。

請大家千萬

「不要勉強自己！」

當你發現有這種情況時，

請這麼告訴你身邊的人，還有最重要的——你自己。

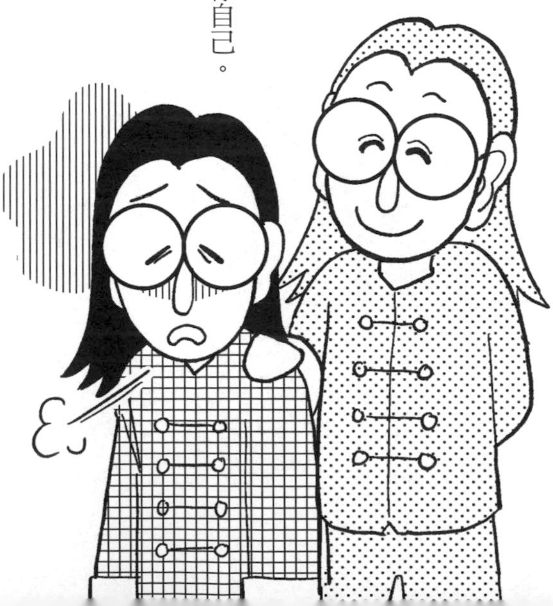

「適度生氣」對身體有益？——容易被情緒困擾的人要了解的事

「長髮四眼仔都不會生氣呢！」

很常有人這麼說我。

說起來，我確實已經有幾十年沒生過氣了。

只要心態轉變，看事情的角度就會改變，我覺得原諒別人就是救贖自己，所以很少會動怒。生氣會耗費能量，而且對方和自己都會因此感到痛苦，雙方都不好受，對誰都沒有好處。

只要這麼一想，很多事情就能過去，因此基本上我覺得沒有生氣的必要。不過我認為如果是為了孩子，該生氣的時候就要生氣。因為身為家長，絕不能讓自己的孩子遭遇危險。

總而言之，我並不是認為要積極地去「克制怒意」，倒是覺得日本人壓抑情緒的傾向更為強烈一點。

不論是什麼感情，都有「好的一面」與「壞的一面」

中醫並不認為憤怒是一種壞情緒，

甚至認為憤怒有「促進氣血循環」的良效。

不好的，是過度的憤怒。

中醫經典《黃帝內經》裡寫道：「怒則氣上。」（白話文：過剩的憤怒會令人失去理智。）

一旦動怒，氣血就會衝往上半身，可能引發心血管相關疾病。所以有高血壓、心臟病及血管相關疾病的人，請盡量不要生氣！

「過剩的感情」會傷身

另外，過剩的憤怒還會使人食慾下降。

由於憤怒會動到肝氣，要是一直處於憤怒狀態，就會使肝氣受到抑制。

你是否有氣到「吃不下飯」的經驗呢？

那恐怕就是肝氣受到抑制了。

這種時候，就算想要補充生氣時消耗掉的氣血（能量），也會因為食慾低下而吃不下飯。

到了隔天，便會出現**氣色不佳、疲勞沒有恢復、胃痛……等狀況。**

生完氣的隔天食慾就恢復如常那倒還好，要是極度憤怒的狀態持續好幾天，食慾就會越來越差，氣血的消耗量也會越來越大……

演變到這種地步的話，對精神和身體都會造成很大的傷害。

要小心過剩的憤怒！

遇到激烈的情緒變化時，我們的體內會發生什麼變化？

過剩的感情會對自己的五臟六腑造成哪些影響呢？簡單來說如下所述。

- 過度悲傷、過度憂鬱↓傷肺
- 過度歡樂↓傷心
- 過度煩惱↓傷脾
- 過度憤怒↓傷肝
- 過度恐懼、過度驚嚇↓傷腎

成熟大人要以「中庸」為目標！
不要讓情緒太過激烈，
但也不能讓情緒化為無形。

感情絕對不是壞東西。只要別過度就沒問題。

因為我們是人，所以會感到生氣、悲傷、喜悅都是理所當然的。
再說一次，情緒只要不過度，就不會有任何問題。

使我們動搖的「七種感情」

中醫定義了七種感情，並認為這七種感情與五臟六腑、季節、五行互有連結，會影響我們的身體。

這七種感情就是「喜、怒、思、悲、憂、恐、驚」，合稱「七情」。我們人類擁有上述這些感情，是再自然不過的事。

雖然不是說生氣必定會造成身體不適，但持續太久、太過突然或太強烈的話，激烈起伏的情緒就會對臟腑的運作造成影響，有引發嚴重症狀的可能。

據說情緒和感情會直接影響到臟腑，是引起不適症狀的一大原因。

中醫是如何看待「情緒」的？

為大家具體介紹一下這「七種感情」，也就是「七情」。

何謂喜？

喜與心大有關係，過剩的喜會對心造成傷害。

心主掌思考、意識。舉個極端點的例子，不是有些人中頭獎後陷入興奮與狂喜，最後變得精神異常嗎？這就是因為過剩的喜悅對身體造成了不良影響。

何謂怒？

怒與肝大有關係。我在110頁曾說過肝就像「將軍」，看來將軍果然很愛生氣呢！憤怒雖然不是壞事，但是憤怒過頭會使氣血衝到頭部，引起頭暈、噁心、昏厥等。這個現象和西醫的觀點不謀而合。

是人總免不了動怒。但是千萬要記得，生氣適度就好。

何謂思？

思與脾大有關係。思意即思想、思考、思慮。

過度思慮或煩惱會傷脾，引起食慾不振、腹瀉、體重減輕等症狀。甚至還會影響到心，造成失眠或多夢。

何謂悲與憂？

悲和憂與肺大有關係。至於為什麼要把悲和憂合在一起說明呢？

大家可以把憂看成是擔心。也就是說，可以想成若發生令人擔心的事情，就會導致心情悲傷。憂和悲雖然是不同的感情，但具有共通點，所以在《黃帝內經》中，這兩者是被放在一起討論的。

過度擔心或傷心會使呼吸變淺，造成氣喘。若是長時間陷在悲傷的情緒中，會連帶傷害心與脾，引起食慾不振、消化不良、精神不穩定……等症狀。

◎何謂恐與驚？

恐和驚與腎大有關係。恐和驚會使氣往下行或紊亂。因此，驚嚇過度導致氣血往下行的時候，人的臉色會變得慘白，甚至會頭暈或暈厥。

另外，由於腎受到傷害，有時候也會引起失禁。舉例來說，我們在鬼屋裡面之所以會被嚇到腿軟或莫名想上廁所，就是過剩的恐與驚造成的。

從中醫觀點「緩解悲傷」的方法

有時候越是想消除悲傷、越是想擺脫悲傷的情緒，就會在這個泥沼中越陷越深。悲傷會使氣堵塞，使胸口產生壓迫感，引起呼吸變淺等症狀。所以當我們深陷悲傷的時候，無論是精神還是身體上都會感到痛苦。

《黃帝內經》內寫道，悲傷可以利用「喜悅」來消除。

悲傷的時候，你是否會想要一個人關在房間裡不做任何事、不看任何東西呢？

我非常了解那種心情，但是一直這樣下去是沒有辦法擺脫悲傷的。
遇到這種情況時，

最好稍微逼自己去做點什麼事情。

建議去找一些搞笑節目、喜劇電影或好笑的動畫來看。
之所以建議大家這麼做，是因為歡笑可以沖淡悲傷的情緒。
雖然難以將悲傷全部消除，但是透過歡笑，多少可以帶走一些悲傷。
如果你已經悲傷到連看這些的力氣都沒有，

那把嘴角往上提一提就好！

光是把嘴角往上提，就可以緩和悲傷。

另外，來一場當天來回的旅行或出門購物也都是不錯的選項。藉由其他事情來轉移焦點吧！

若是你沒辦法休假或沒錢買東西，去公園散散步也好，埋頭工作也行，總之，就是把注意力集中在其他事物上。

長髮中醫師給「總是在意太多的人」的處方籤

在現代社會中，因為太過在意周遭目光而感到生活艱辛的人越來越多。原因之一很可能是在網路社會中接收到過量的資訊。

由於越來越多人會把私生活上傳到社群平台，看到那些資訊，不禁會拿自己做比較，衍生出忌妒、煩惱，或是隨時關注自己得到多少「讚」……在各方面的影響之下，一不小心就會開始在意別人對自己的看法。

「總是在意太多」的話，到底該怎麼辦才好呢？首先要屏除雜念，《黃帝內經》內寫道，養生與長壽的祕訣就是「恬淡虛無」。

簡而言之，就是排除雜念，拋開煩惱！

當然，實際執行上不是那麼容易。普通人是很難做到集中精神、排除雜念這件事的。

所以，**最重要的是專注於「活在當下」。**

我的建議是冥想。

要點是「將意識集中在自己身上」，暫時忘掉周遭的一切吧！

「煩躁感」從何而來？

其實，大部分的雜念都是從以下三件事情而來。

①回想過去

②擔憂未來

③過度在意他人的眼光

想想就會覺得確實如此，對吧？（苦笑）

但是，我們是活在「當下」，過著「自己」的人生的。

讓我們把意識放在當下和自己身上吧！我不是要大家變成自我中心的人，而是要大家別過度在意外界的看法！

長髮中醫師的「將意識集中於自身」冥想法

閉上眼睛，將意識集中於自己的呼吸。慢慢地吐氣、吸氣。

一開始雖然會很快就分心，但是反覆不斷地練習下去，就能夠長時間集中精神！如此一來，心靈就會變得平靜。

容易悶悶不樂，可能是腸胃不健康

有句話說：「過度的憂慮會使人忘記人生的樂趣。」我深有同感。過度憂慮會造成食慾降低、容易疲勞、渾身乏力、睡眠障礙、記憶力下降，更嚴重的話還有可能發展成強迫思考或強迫症。

滿腦子憂慮的人，大多都是自己陷入內心的小劇場，擔心著：「如果這樣，會不會那樣？」

為了幻想出來的情境而煩惱不已。

因此請先想一想，你現在煩惱的事情，真的有煩惱的必要嗎？因為太害怕而沒辦法自己一個人思考的話，也可以找人討論，聽看看別人的意見。

意外有效的解決方法

以中醫觀點來看的話，

容易憂慮的原因之一，在於腸胃衰弱。

腸胃衰弱的話，有可能會陷入食慾降低，整個人變得畏畏縮縮，使得食慾進一步減少……這樣的惡性循環。

因此若是附近有中醫診所，最好去請醫師開整腸健胃的處方。

要是沒辦法的話，該怎麼辦呢？

如果沒有食慾，就喝加入山藥、地瓜、菇類、豆類等食材的味噌湯或粥吧！

以上所說的食材，都具有整腸健胃（健脾）的效果。

只要稍微留意食療養生，使腸胃恢復健康，「煩惱」的程度應該就能逐步減輕。

保持脾的正常運作能使睡眠品質提升，也比較不容易陷入過度的思考中。

不過，還是要持續留意飲食生活。

油膩的食物、乳製品、重口味食物、冷食容易造成腸胃衰弱，建議以後少吃一點。

專欄

「香港人都喝常溫啤酒」是真的嗎？

對中醫和中藥感興趣的人們之間，似乎流傳著一則傳聞，那就是：重視養生的香港人連啤酒和可樂都喝常溫的。

怎麼想都不可能好嗎！（笑）再怎麼注重食療養生，啤酒和可樂當然還是冰的好喝！

香港不僅有販售冰啤酒和冰可樂，而且大家平常也都會喝。誰想要喝常溫的啤酒啊？（笑）

不過，我們倒是會喝溫可樂！

溫可樂！？

這個衝擊性的詞語肯定讓大家都跌破眼鏡了吧！

沒錯，香港人會將兩、三片檸檬片加進溫可樂裡飲用，以前大家都說感冒初期喝這個很有效（※只是一種民間療法，並沒有醫學根據）。

溫可樂加檸檬片……

說實在的，我認不為它有什麼效果，只是以前醫療費用比現在高得多，許多人沒錢看醫生或買藥，形成了老百姓生病喝溫可樂加檸檬片的歷史背景。

另外，以中醫食療養生的觀點來看，其實可以找出幾項根據。

第一，飲用溫熱的飲料可以溫暖身體、幫助排汗。

再者，檸檬有止咳、化痰的功效。因此在感冒初期喝的話，也許確實能稍微緩解症狀。

當你打了個冷顫，懷疑自己可能感冒的時候，不妨試試溫可樂加檸檬，親自驗證看看效果如何也挺有趣的（但若是症狀嚴重，還請確實接受治療）。

第 7 章

實現「心靈養生」的中國古典名言

——「名言佳句」造就「好人生」

「名言佳句」是天然營養補充品

情緒會影響身體的健康狀況，
反過來說，身體的狀況
有時候也會對情緒造成影響。

舉例來說，被深愛的男朋友或女朋友拋棄時，
不論是誰都會悲傷哭泣吧？
接著因為悲傷導致食慾降低，
不管吃什麼都食不知味，

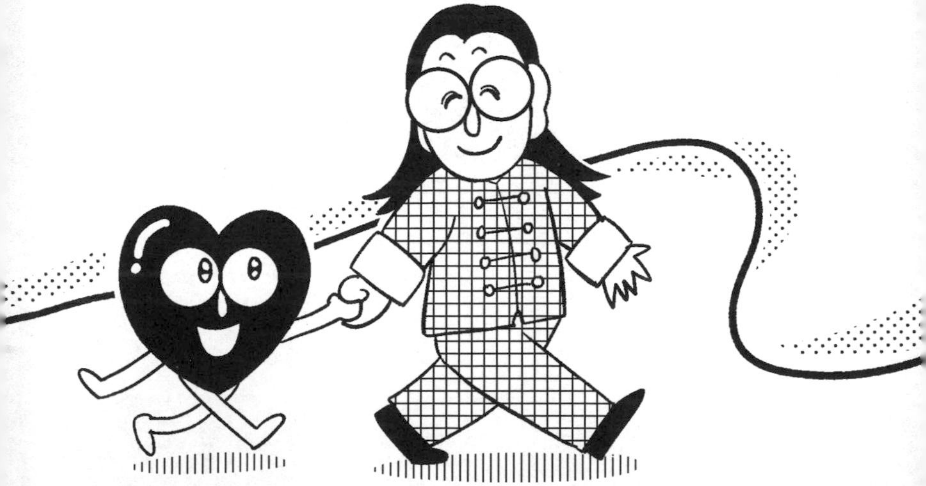

開始出現失眠、氣喘、呼吸變淺……等等
明顯的不適症狀。

之所以如此，是因為心靈和身體會互相影響。

如果兩者毫無關係的話，
不論我們處在什麼情緒中、心情怎麼樣，
身體應該都要能一如往常。

但我們辦不到，
因為我們都是人。

光只有身體健康，心靈卻不健康的話，
這個健康狀態是不可能長久的。

生活在這個全世界心理疾病患者都急遽增加的時代，
我們不僅要保持「身體的健康」，
也必須要好好守護「心靈的健康」。

開始「心靈養生」吧！

中醫這門學問，不僅涵蓋醫學、藥學以及生活（如何過生活）方面的內容，甚至還會指導我們生活方式和心態。

以《黃帝內經》為例，它不僅僅是一本著名的中醫經典，也對東方哲學有所著墨。

養生這件事，其實與佛教、儒教、道教的觀念大有關係。

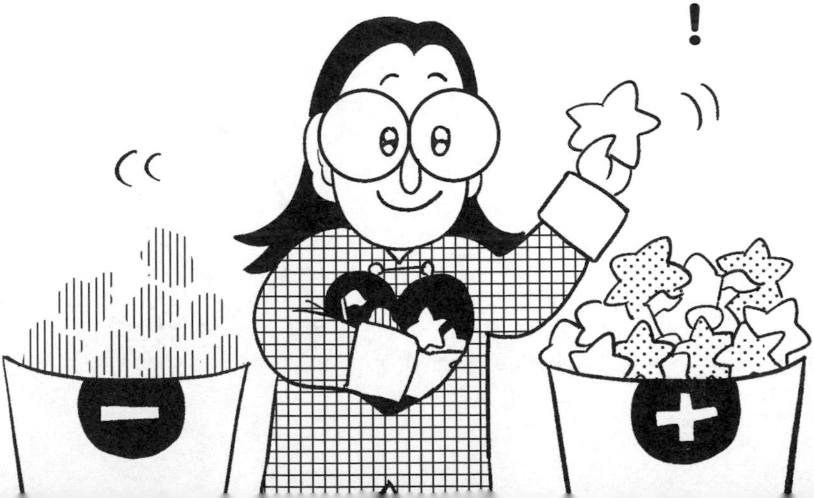

大家可能會覺得經典聽起來很艱澀。
但其實這些概念都是流傳已久的名言錦句，
我們正是靠著這些話語在進行**「心靈養生」**的。

改變的順序是【情緒→身體狀況】

想要調整身體狀況，首先要調整情緒！
當你感到「光是活著就好累……」的時候，
可能是因為你的慾望太多，
對很多事放不下的關係。
所以先來整頓心靈吧！
我會從經典中挑選一些
能幫助大家面對自我的佳句來介紹。

會特別放在本書中介紹的，
都是支持著現在的我的話語以及思想。
順帶一提，我沒有任何宗教信仰。
我相信我自己！
接下來要介紹的名言佳句我不只會解釋字面意思，
還會加入我自己的想法和解釋。
那麼，就一起開始心靈養生吧！

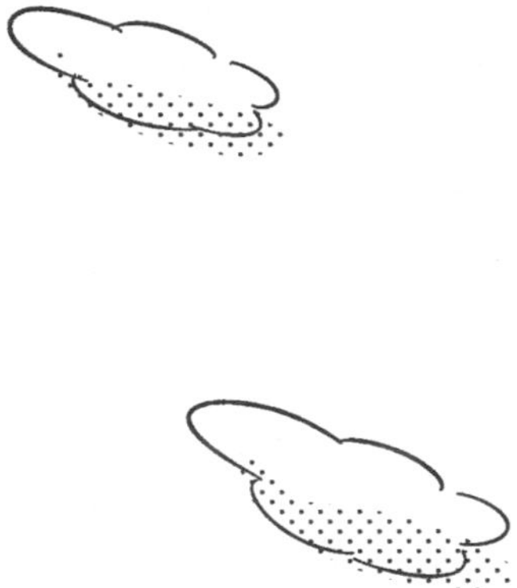

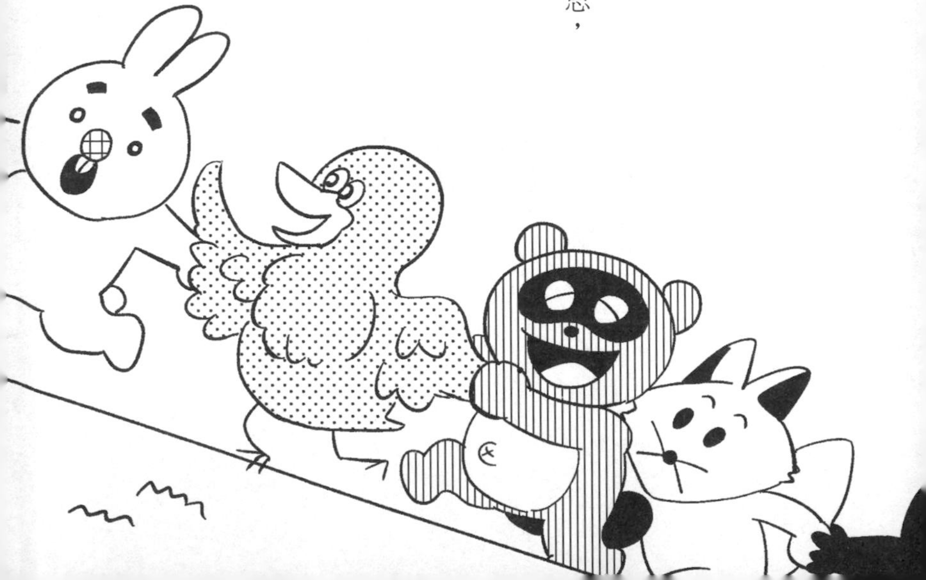

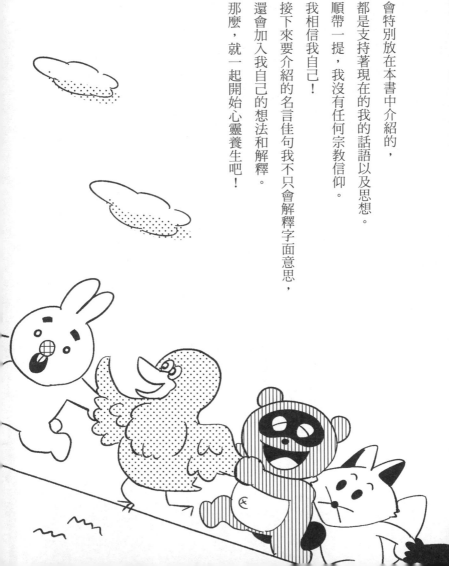

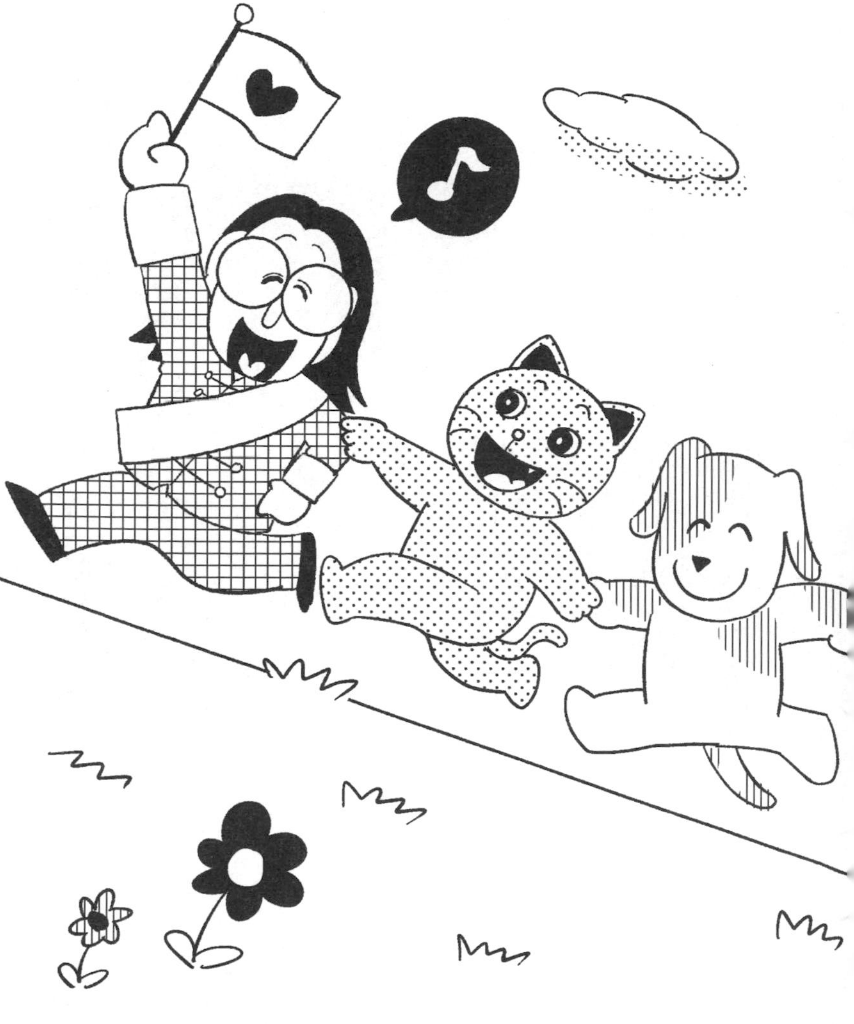

把「該做的事」做完之後，剩下的就交給上天！

天下皆知美之為美，斯惡已；皆知善之為善，斯不善已。

——老子《道德經》

世上一定會有善與惡、美與醜、真與假。

我們常常以為，只要做「好事」就會得到「好結果」；做「壞事」就會得到「壞結果」。

其實事情並非如此簡單。

因為即使做的是同一件事情，每個人對此抱持的想法也會不同。再說，任何事物都有其兩面性。

而且，因為自己做了「好事」就志得意滿地昭告天下「自己做了好事」，這種行為是「偽善」的。我認為這絕對不會是個好的因果。

最好的方式，就是做自己認為好的事情，之後就交給上天。

這個思想也能應用在養生上。

即使是「對身體好」的東西，在每個人身上發揮的功效也不盡相同，有合與不合之分。再者，要是每天光吃那個東西，依據體質狀況，也許還會造成身體不適。畢竟食物也是有兩面性的。

而那些狂吃昂貴保健食品並到處向人炫耀的人，最後也會因為過於勉強而難以持續。

相反地，默默持續著粗茶淡飯的人更容易堅持下去，以長遠的目光來看，這種人才是健康的。

其實，養生也是一種因果報應。

老子給大家的建議——「不要想太多」

寵辱若驚，貴大患若身。

——老子《道德經》

你是否會過度在意他人的評價呢？要是執著於名譽、地位、金錢、他人的評價，心靈就無法獲得自由。

不管是什麼事，都會有人讚賞，有人不認同。一旦開始在意他人說的話，就會沒完沒了，還會對精神狀況產生不良影響。

有時候無關他人，自己也會給自己帶來痛苦。

其實，之所以會形成「煩惱」或「陰霾」，大多是因為自己給自己的心造成傷害。也就是說，我們常常以為自己受傷是因為遭受他人無情或薄情的對待，其實並非如此。

甚至，因為自己的幻想或過度放大的期待而導致自己受傷的情況更為常見。鑽牛角尖、過度期待、想太多……這些行為都會讓自己陷入泥沼，要適可而止。

能真正傷害到你的，只有你自己。

身心的健康只能靠自己守護！

不用一下子徹底改變，在做得到的範圍內一點點實踐就很棒了！

民之從事，常於幾成而敗之，慎終如始，則無敗事。

——老子《道德經》

當人看到成功近在眼前時，常常會因為得意忘形而失敗。因為沒能保持平常心，忘乎所以，疏忽了至今為止腳踏實地進行的事情。

凡事都不可以忘記初衷！

為了維持至今為止一步一腳印建立起來的一切，要保持平常心，一如往常地往前邁進！

當然養生也是懇懇勤勤地堅持下去最重要。

即使身心狀況大幅好轉，也不要得意忘形，要是大吃冷食或油膩的食物、大口大口地喝冰啤酒、熬夜到很晚……身心又會回到不健康的狀態。

身體狀況變好了也不因此驕矜自滿，懇懇勤勤地持續下去才是維持健康的祕訣。

當然，偶爾放鬆一下，享用喜歡的食物和飲料也不錯。

只是要留意別過度！

請大家和我一起在自己能力所及的範圍內，一點一點地改變吧！

「保有一點樂趣」是最棒的養生法

見素抱樸，少私寡欲。

——老子《道德經》

現代誘惑多，容易引起過剩的慾望。但是實際上，清心寡慾才能使心靈富足。讓我們一起變得樸素吧！樸素是什麼呢？就是生活中的東西只要夠用就好。看到喜歡的衣服時，不用把每種顏色都買齊，只要擁有一件就感到滿足。這樣形容大家可能會比較容易理解。

中醫經典《黃帝內經》中寫道，養生和長壽的關鍵就是「少欲」。

雖然擁有慾望並不是壞事，但是過剩就不好了。

眼前有美味的蛋糕時，只切一塊細細品嘗，會覺得非常美味；但要是貪心地一次吃掉整個蛋糕，就會感到不舒服，搞壞身體。

人生也是一樣，讓我們一起減少慾望吧！

要減少慾望，首先要在每天的生活中找到小小的快樂。

明天放假！

今天晚上要吃甜點！

晚上看個自己想看的動漫！

……之類的，什麼都好。

是否擁有小小的快樂，會影響我們一整天的心情，只要每天都一點一點地滿足自己的慾望，更大的慾望就會自然消失！更重要的是，心中懷有期待就會感到興奮，一天轉眼間就結束了。

這是可以同時療癒身心的最棒養生法。

「不用去煩惱」無能為力的事

知其不可奈何而安之若命，德之至也。

——莊子〈人間世〉

抱頭苦思也找不到答案，怎麼想也想不出解決方案，怎麼苦惱也無法改變現實狀況。

遇到這種事，就別想了！

只要接受就好！

如果那是命，就接受吧！

這就是至高之德。

的確，人類的煩惱是無窮無盡的。解決了一個，還會冒出別的。這就是人生。人生中總是會有一、兩個無法解決的煩惱，不論是誰都一樣。這是理所當然的。

中醫認為過度煩惱會傷害腸胃，導致食慾不振、消化不良、失眠等。想太多可是會對身體造成影響的。

因此從養生的觀點來看，最好的方法就是「再怎麼煩惱也無濟於事的話，就不要再煩惱了」！

我們該做的事只有「活在當下」

人生天地之間，若白駒之過隙，忽然而已。

——莊子〈知北遊〉

以宇宙的觀點來看，我們的人生不過就是一瞬間而已。
即使不情願，人還是會不斷變老、成長。
時間不會為我們而停止，人生一天一天地不斷減少。
所以別被過去困住，要好好地向過去道別，活在「當下」！
享受「當下」！

我們該做的事，是對未來懷抱期待。

關於這一點，其實我沒資格說別人……因為我曾經有十年左右都困在初戀的傷痛中無法釋懷。

現在回頭看，覺得自己真是浪費了二十幾歲的那段光陰。要是早點看到莊子的這句話就好了。

請大家以這句話作為契機，邁步向前吧！

「昨天」會不斷增加，而「明天」會不斷減少。

所以要享受「現在」！

去向喜歡的人告白吧！

去打個電話給父母吧！

去見想見的人吧！

我們的人生轉瞬即逝。

放下執著，輕鬆過活

夫以利合者，迫窮禍患害相棄也。以天屬者，迫窮禍患害相收也。

——莊子〈山木〉

因利益而締結的關係，很容易因為困難或利害關係而迅速崩解。

相反地，因為命運或個性合適而走到一起的人，不管發生什麼事都會為彼此著想，一起跨越困難。

舉個例子，如果一段關係中只有其中一方單相思，或只有其中一方努力維繫的話，大多難以長久。

因為建立關係的契機是刻意製造的，而且一定有其中一方在勉強自己。

兩個人原本走在不同的道路上，但回過神來就發現彼此在同一條道路上並肩而行……這才是「真正的友情」和「良好的人際關係」。

被所有人喜歡本來就是不可能辦到的事，所以不用勉強。就像別人有選擇的權利一樣，我們也是有權利去做選擇的。

而他人本來就不是屬於你的，所以也不會失去。只是彼此一同度過快樂的時光，分享同一段光陰而已！當緣分盡了，就會分別。

所以不用害怕失去，因為從一開始他人就不是你的所有物！

緣分來的時候自然就會走到一起，緣分盡了自然就會分開。

簡而言之，就是「不要執著」。

執著會對身心造成不良影響，一點好處也沒有，當緣分盡了，就放下執著讓他走吧！

這是為了身心的健康著想。

綻放自己的光彩

人之患，在好為人師。

——孟子〈離婁上〉

有自信是好事，但有些人會自視過高，誤以為自己高人一等，並給予他人根本不需要的建議，以高高在上的口吻對人說教。

自以為是的傢伙！

「你還沒〇〇嗎？」

「男人嘛，就是……／女人嘛，就是……」

「都已經○○歲了」……

就算有人對你說這些話，也不要放在心上。

那種人根本連你的人生經歷過什麼、現在處於什麼狀況都無法想像，只是個自以為是的傢伙。

我們要小心別讓自己變成那種人，別太驕矜自滿，要保持某種程度的謙虛。

以水平的視角、對等的關係與人相處吧！

雖說如此，有些人可能會因為公司注重上下級關係而難以做到，遇到這種情況的話，就好好斟酌自己的說話方式，注意用字遣詞吧！

另外，**不管別人說什麼，都不要讓自己的光芒消失，即使微弱也要綻放光彩！**

你散發出的光彩也許會指引某個人走出黑暗。

一定會成為某個人心中的光芒！

別把自己「逼得太緊」

過而不改，是謂過矣。

——孔子《論語》

人生之中犯錯在所難免。即使犯下大錯，只要能活用那次的經驗改善就好。

養生也是如此。舉例來說，因為吃太多冷食而體驗過拉肚子痛苦的人，通常就不敢再這樣狂吃冷食了吧！

如果你搞壞了身體，就先回顧這幾天的飲食和生活習慣吧！如果找到可能的原因，就盡可能不要再重蹈覆轍。如此就能常保健康。

重點是，「別把自己逼得太緊」。

人生有成功的時候，也會有失敗的時候。
但不知道為什麼，很多人都想追求滿分的人生！
請大家回顧看看從古至今的歷史。
不管是偉人還是名人，他們的人生都毫無汙點、沒有任何後悔或缺點嗎？
我想大概是不可能的。
因此，不管你想把自己逼得多緊，多想追求完美，免不了還是會有一、兩個汙點，
這就是人生。

無論是人生還是養生，都不用追求完美！

不論是人際關係或是養生，都切勿勉強

道不同，不相為謀。

——孔子《論語》

要是你跟一個人的想法、氣場不合，最好不要一起工作，也不要一起生活，因為彼此都會感到很累！

若是能彼此討論、互相理解那當然是沒問題……

但有人會抱持著「總有一天對方會改變」的期待，勉強和不適合的人在一起或一起工作。

我認為這是非常危險的。

只要感到一丁點的勉強，就表示你從一開始就給自己的身心造成負擔了。

若是抱持著「總有一天對方會改變」的期待，勉強交往下去，日後也一定會受不了，依然以分手收場。

因為勉強自己而消耗的身心健康是拿不回來的。要是這種情況長期持續下去，就會造成身體不適。我知道有些時候無法避免，但只要狀況允許，就不要勉強自己！

這個概念也可以應用在養生上。雖然我介紹了很多養生方法給大家，但其中也一定會有「合適與不合適的」。

若是不適合自己，就不要勉強執行。大家只要能採用適合自己的方法，我就很高興了，千萬不用勉強。

連古人都懂的道理！「船到橋頭自然直」

吾嘗終日不食，終夜不寢，以思，無益，
不如學也。

——孔子《論語》

曾經試過不吃不睡埋頭苦思的人應該會懂，這麼做通常無法解決任何問題，也無法找到解答。只會讓人覺得，還不如把埋頭苦思的時間拿來做其他事。

人生會「船到橋頭自然直」。

再怎麼思考、煩惱都無法得出答案的話就別想了！煩惱也沒有用，只是浪費時間而已，還會對身心造成不好的影響。

這並不是要大家忽視問題，而是將問題暫時放在腦中的某個角落，去思考或做其他事情，過一陣子你便會發現「問題已經解決了！」這種案例相當多！

抱持著「總有辦法解決」的精神，人生就會船到橋頭自然直的。

要是把一切都攬在自己身上，會使自己失去餘裕，讓身心都痛苦。

要是把胃塞滿，睡眠品質就會變差，對吧？

同樣的道理，要是把心塞滿，生活或人生的品質就會變差。

想著每件事都會順其地自然解決，保持「餘裕」吧！

不要太在意他人、不要做太多、不要把自己逼太緊、不要忍耐！

發洩吧！休息吧！哭吧！說出來吧！

我認為這就是身心健康的祕訣。

結語

所謂「養生」，就是不要想太多、不要擔心太多，簡簡單單地生活

感謝大家讀到最後。

我猜，讀這本書的讀者現在可能正在為莫名的身心不適所苦吧？或許其中也有人像我一樣，經歷過「再也不想體驗第二次」的糟糕狀況。

沒關係的！要是沒有現在或過去的不適症狀，應該也不會切身感受到健康的重要，**我們也無法透過這種形式相遇。**要對至今為止的所有經驗抱持著感謝的心！

每個人的人生都各有不同。不過，沒有遇過低谷、沒有遇過困難的人生是很無聊

的。或多或少的挫折與失敗會讓人生變得多采多姿。

即使曾經跌落谷底，數年後再回首，你一定會感謝過去的經驗並笑著說：「要是沒有那時候的〇〇，就沒有現在的我。」

我的人生中曾有兩次瀕臨死亡的經歷，所以讓我以當時的視角來說句公道話。

人光是活著就很了不起，光是能呼吸就很厲害了！

當然，人類的構造相當複雜，這是不可改變的事實。

但是生活、飲食這些都是可以靠自己改變的。

而改變了這些之後，不只是身體狀況，就連情緒都能獲得改善。

換句話說，人生在一定程度上是可以靠自己控制的！所以不要把事情想得太複雜、不要擔心太多、不要煩惱太深，別把心束縛住了，讓事情簡單化吧！

這也是一種養生。

與其思考自己「缺少什麼」，不如想想自己「擁有什麼」；與其講述「討厭的事」，不如講述「喜歡的事」。

光是如此，就能讓身心獲得滿足，變得健康快樂！

當然，我也還有許多不足之處。從今以後，我也會和大家一起努力養生！若是讀了本書的你有稍微被打動，覺得「好有趣」、「很好懂」、「養生和中藥比以前更有興趣了」，我將感到非常榮幸。

長髮中醫師／許煒鏘

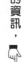

漢方解憂——透過中醫，和疲憊的心說再見

読むだけで心と体が元気になっちゃう漢方養生の本

作　　者／長髮四眼仔（許煒鏘）
譯　　者／王　綺
主　　編／林巧涵
校　　對／曾韻儒
責任企劃／蔡雨庭
美術設計／高郁雯
插　　畫／ Wav Yunokawa
版面構成／唯翔工作室

總編輯／梁芳春
董事長／趙政岷
出版者／時報文化出版企業股份有限公司
108019台北市和平西路三段240號　發行專線／（02）2306-6842
讀者服務專線／0800-231-705、（02）2304-7103　讀者服務傳真／（02）2304-6858
郵撥／1934-4724時報文化出版公司　信箱／10899 臺北華江橋郵局第99信箱
時報悅讀網／www.readingtimes.com.tw　電子郵件信箱／books@readingtimes.com.tw
法律顧問／理律法律事務所　陳長文律師、李念祖律師
印　　刷／勁達印刷有限公司　初版一刷／2023年10月13日
定　　價／新台幣350元

ISBN　978-626-374-382-3 | Printed in Taiwan

漢方解憂：透過中醫，和疲憊的心說再見/許煒鏘作；王綺譯. -譯自：読むだけで心と体が元気になっちゃう漢方養生の本
初版 -- 臺北市：時報文化出版企業股份有限公司, 2023.10
ISBN 978-626-374-382-3（平裝） 1. CST：中醫 2.CST：養生 3.CST：健康法　413.112015719